U0052237

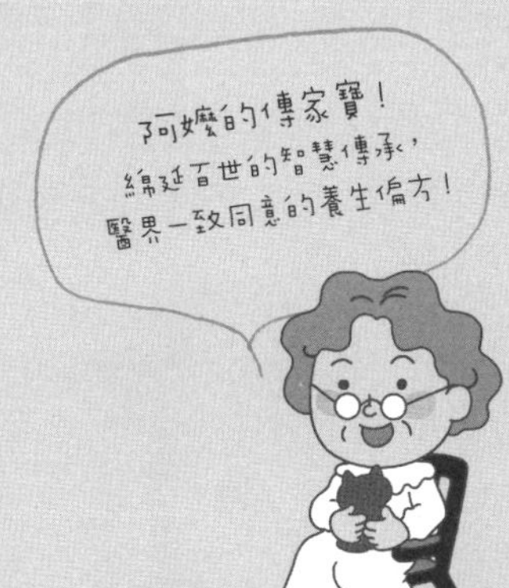
阿嬤的傳家寶！
綿延百世的智慧傳承，
醫界一致同意的養生偏方！

阿嬤的傳家寶！
綿延百世的智慧傳承，
醫界一致同意的養生偏方！

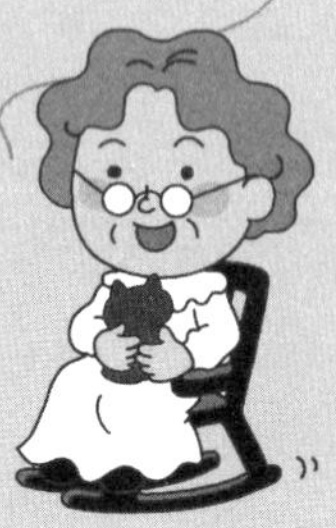

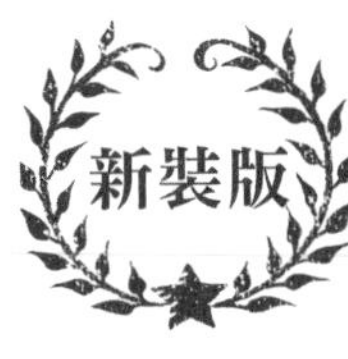

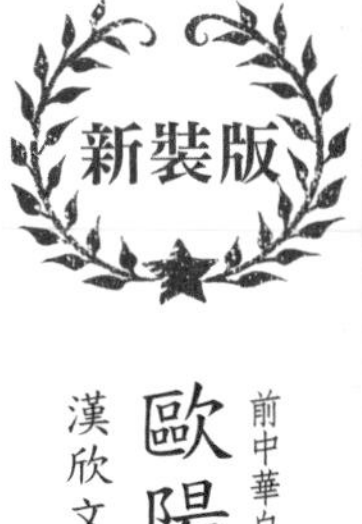

前中華自然療法世界總會總會長
歐陽瓊◎審訂推薦
漢欣文化編輯部◎著

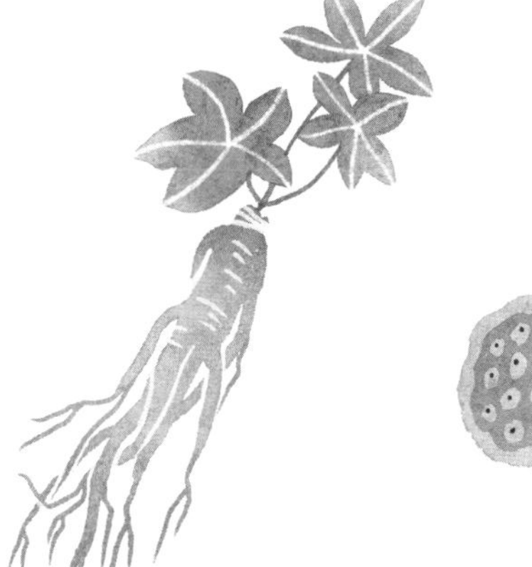

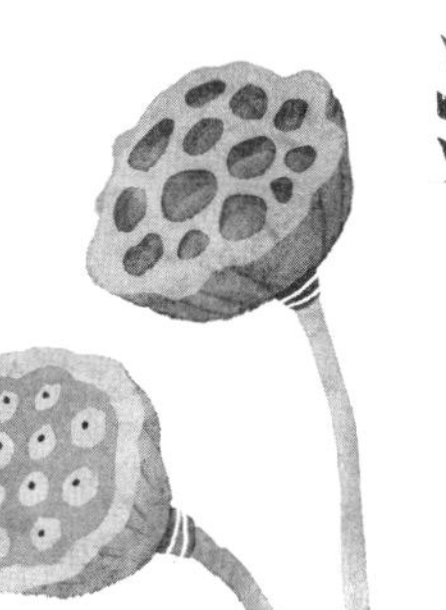

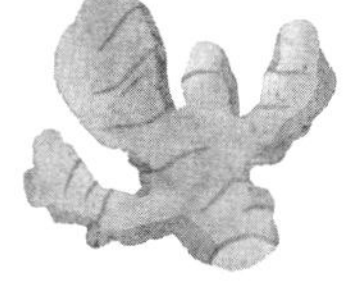

阿嬤的自然養生方

79個有醫學根據，
有效緩解疼痛的自然養生方

阿嬤的傳家寶！

綿延百世的智慧傳承，
醫界一致同意的養生偏方！

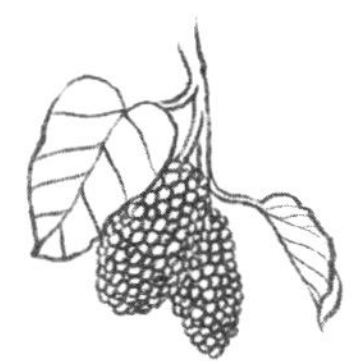

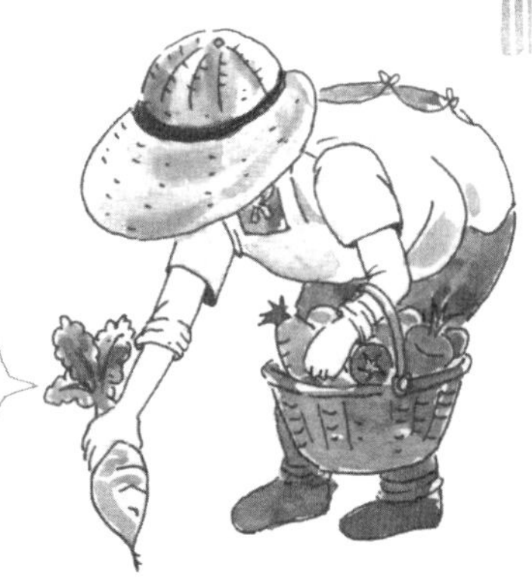

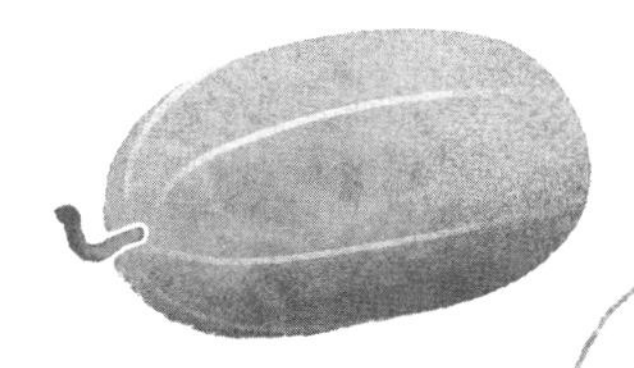

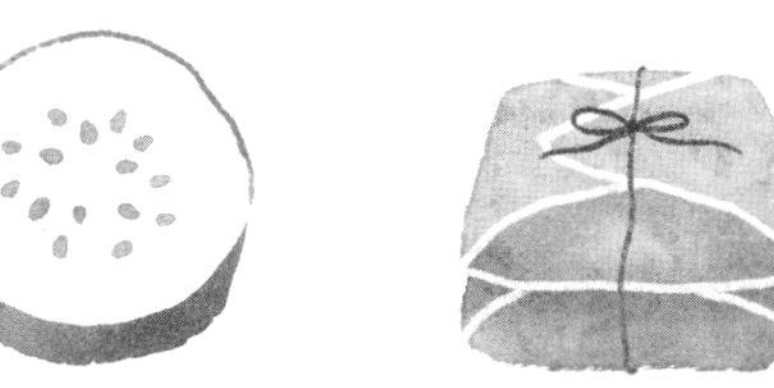

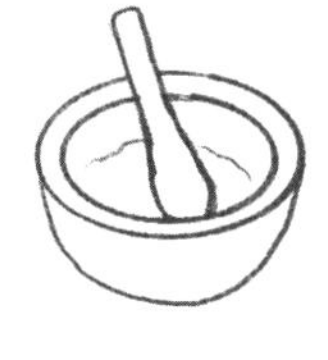

審訂者推薦序

值得參考的養生書，不看可惜！

讀本書稿時，可感覺到此書編寫者的用心，他們很體貼的用較淺顯方式，盡量說明清楚一些病症的病因、病理及所使用材料的性味功能等，同時也注意到有些食材不宜多食，讓讀者多些瞭解，避免誤食誤傷。

本書是將民間所流傳較有效的自然養生方，匯集認為較值得參考的處方給大家作參考，那些是我們先賢祖先智慧體驗後，所遺留下的寶貴經驗，非常難得；尤其經過作者的精心整理後，讓我們清楚認知，更顯可貴！

此書幫助我增進常識，增多參考方，非常感謝！

筆者研究自然療法（包含食療）三十多年，將長年所研究覺得有效益，能幫助自然康復的方法，輔導患病者（包含病情嚴重者）如何盡快改善體質及減輕病苦，配合他們的醫師處方，從生活改善，積極協助自然康復。而本書讓筆者增多參考方，增加智慧，讀者大眾不看可惜！

前中華自然療法世界總會 總會長 歐陽瓊

於二〇一〇年四月

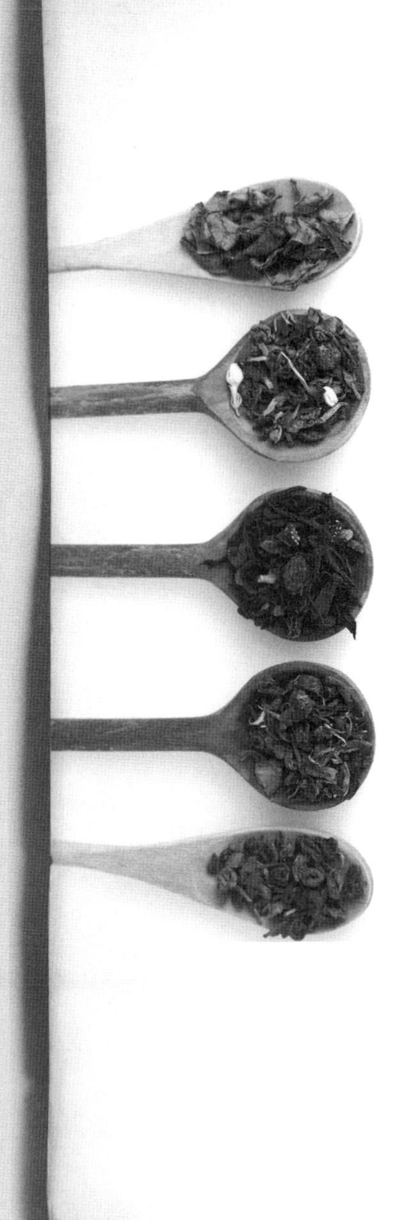

前言

阿嬤的壓箱寶

「醫生，我最近從書上看到了一個能夠治腫瘤的偏方，說是很管用，但我吃了好久，好像都沒有效果，而且，好像越來越虛弱，這是怎麼回事啊……」

「阿嬤，我是頭痛耶！妳怎麼拿膏藥貼我的肚臍啊？」

「我跟你說喔，我之前跟你的症狀差不多，我就是吃那個XXX好的，你也試試看嘛，比看病便宜多了。」

……

在醫學還不是很發達的古早年代，不管是跌倒、摔傷，或感冒、腸炎，只要一有什麼不舒服，老人家們就會用一些所謂的偏方、土方、祕方來「治療」，說也奇怪，那些以「口耳相傳」或以手抄形式流傳的方法，有些竟也真的有著奇特的效果，就這麼流傳了下來。

近年來，隨著人們生活水準的提高和保健意識的增強，各種介紹偏方的書籍和報導大受歡迎，不少人甚至「按圖索驥」的自己當起了「赤腳仙」，依著自己找來的偏方，替自己或家人保養或治病，雖然有人因此病情得到好轉，但也有人因此丟了性命。偏方到底是好是壞？又該如何正確的使用？值得我們深入思考。

基本上，我們不贊成自己「照本宣科」，依樣畫葫蘆的自行操作，畢竟不是每個人都有相對應的醫學常識，且無法判別自行採樣來的偏方正確與否。因此，在使用之前，最好還是能夠請教專家或醫師，確認正確的使用方法及是否對症，才能夠確保安全。

不過，偏方中確實也有寶，現在很多對抗疾病的藥劑，像是治療心臟病用的毛地黃等，及一些抗腫瘤的藥、清熱解毒消炎的成藥，很多也是從民間偏方中篩選、挖掘出來的。

只是偏方的療效通常會因為時令、地域和各人身體狀況的不同而有不同的效果，並不能統一而論。因此，即使是歷史悠久、流傳很廣，或很多人用過的偏方、祕方，都不見得適用在每個人身上。

本書中，我們以中醫藥學為基礎，篩選一些較有醫學根據的偏方，再為大家分析其中的有效成分及對疾病的作用，希望能讓讀者在瞭解偏方的原理後，再遵循醫師的指導使用，相信對一般的疾病就能有一定程度的緩解效果。

contents

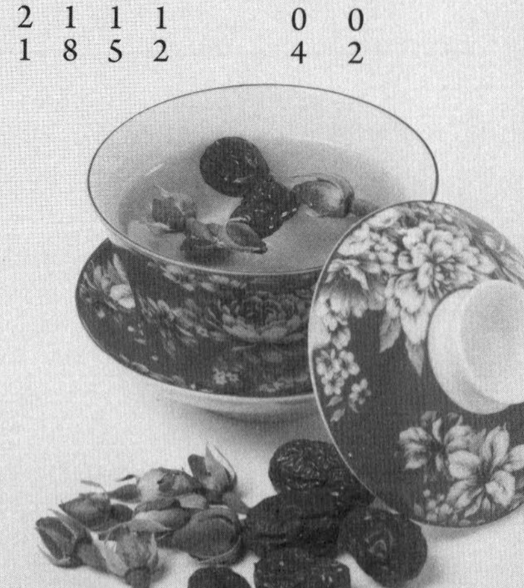

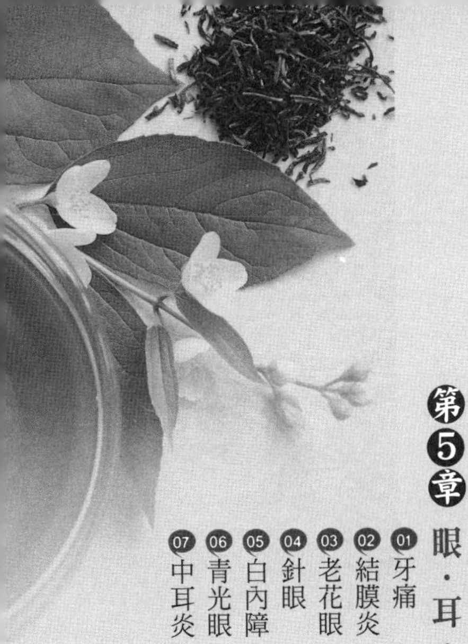

第3章 婦科保健方

第4章 男性保健方

第5章 眼・耳・鼻・喉保健方

contents

第8章 腸胃保健方

第9章 慢性病保健方

contents

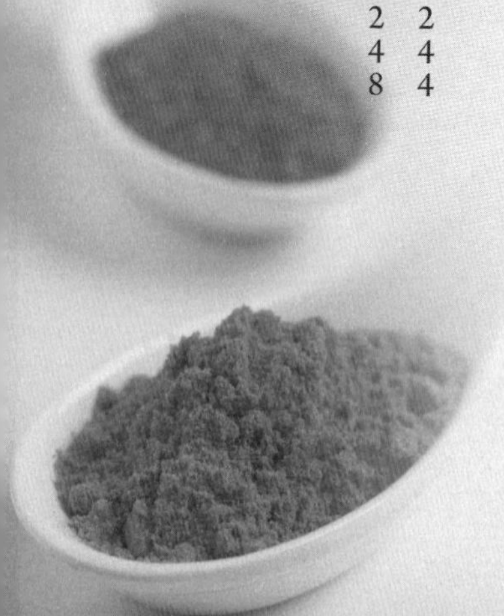

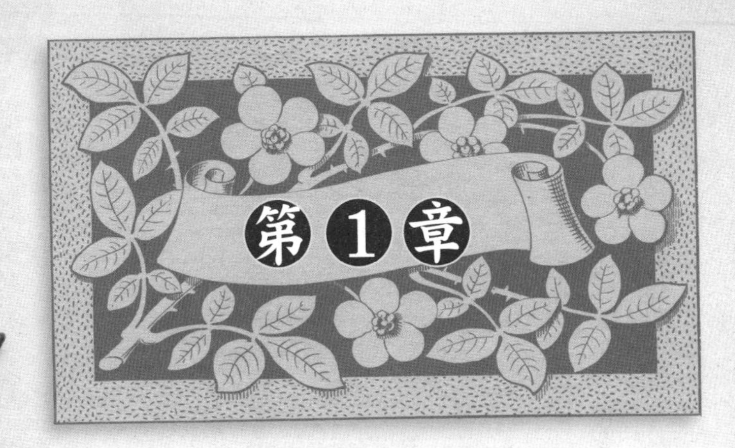

筋骨保健方

關節炎／多年腰痛
坐骨神經痛／腿抽筋
骨刺（骨質增生）
四肢麻木／落枕

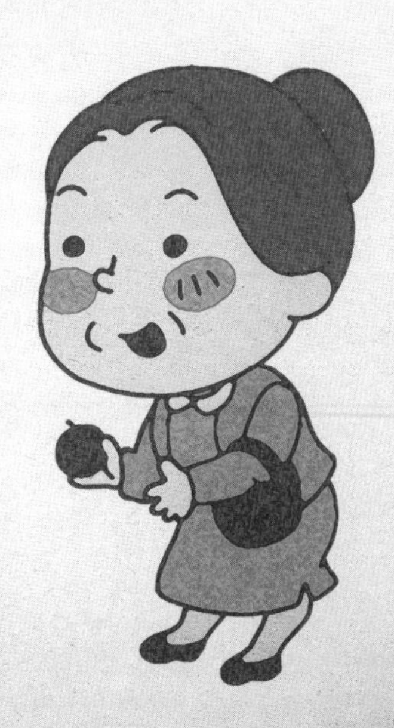

01 關節炎

病因

關節炎的發生，即主要關節退化所致，如膝、脊柱和髖骨等軟骨。軟骨本身雖然沒有神經，但一經磨損，骨頭和骨頭之間便會產生磨擦，進而造成疼痛，嚴重時不但會影響行走，甚至為生活帶來極大的不便。

關節炎的發生大致有以下五種：

❶ **退化性關節炎**：最常發生在膝關節，因為膝關節要承受全身的重量，假使又有體重過重或不適當的運動等原因，膝蓋關節炎就會更嚴重。

❷ **痛風性關節炎**：痛風性關節炎是因長期高尿酸血症所引起，長期的高尿酸血症還會引起腎臟病、尿路結石、關節破壞等併發症，甚至波及脊椎關節造成癱瘓。

❸ **類風濕性關節炎**：類風濕性關節炎又稱為「惡性關節炎」，是一種自體免疫系統異常的疾病，得到這種病的人會有關節變形、關節功能喪失而殘廢的現象，嚴重的話會因此而喪命。

❹**僵直性脊椎炎：**僵直性脊椎炎是一種慢性、進行性的發炎疾病，若不妥善的治療，會產生脊椎黏連而彎腰駝背，但如果能多做深呼吸及伸展脊椎運動，且配合醫師的治療和復健，復原的狀況最好。

❺**紅斑性狼瘡：**紅斑性狼瘡也會導致關節炎的發生，但這種病的症狀多變，因此在診斷上也是最困難的。

症狀……

❶關節疼痛。

❷早上起床時，或休息時間較長後，關節的部位有沾黏或僵硬感，活動後才會消失。

❸關節腫脹和壓痛。

❹關節畸形和功能障礙，例如，膝關節不能完全伸直、手掌指關節偏斜、關節半脫位等。

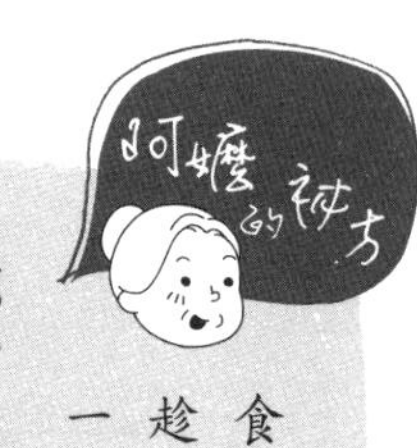

食用細鹽一台斤，放鍋內以中火炒熱，再加蔥鬚、生薑各三錢，一起用紗布包好，趁熱敷患處直至鹽涼；一日一次，連用一星期。皮膚敏感者，最好在皮膚上先放置一片薄紗布，再敷上，可避免皮膚過敏或灼傷。

祕方解析

❶ 蔥鬚味辛、性溫，具有驅風散寒的功效，可幫助驅散關節腔內的濕氣，對風濕性關節炎有特別的幫助。

❷ 鹽本身就具有消腫止痛的功效，將其炒熱後，對止痛消炎、因關節炎而引起的腫脹，可得到很好的緩解。

你也可以這樣做

針對類風濕性關節炎，可在陽陵泉穴（位於膝蓋外側下方一點，取穴方法是屈膝呈直角，外側腓骨小頭前下方的凹陷處）及曲泉關穴（在膝蓋內側，取穴方法是膝蓋骨水準中線後緣向後膝窩方向兩指寬的距離）兩處穴位按摩三至五分鐘。如果症狀較重，可採用熱灸或以牙籤等銳物增強刺激的方法按摩，但以不傷及皮膚為準。

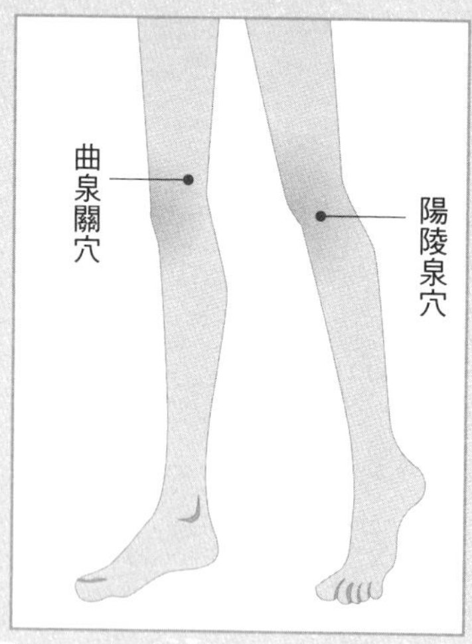

02 多年腰痛

病因

支援和保護脊柱的腰背部是人體用力最多的部位，對久坐且缺乏運動的人，或久站且長時間維持同一姿勢的人來說，易造成腰背部的疼痛，此外，還有受傷及疾病所引起等多種原因，例如：

❶ **脊椎側彎**：持續站立造成腰部肌腱、韌帶伸展能力減弱，或經常背重物，使腰部負擔過重，產生脊椎側彎而出現腰痛。

❷ **泌尿系統感染**：一般是因泌尿系統被大腸桿菌寄生而感染，導致急、慢性腎盂腎炎的腰痛。

❸ **生殖器官疾病**：輸卵管炎、盆腔炎都容易併發腰痛，子宮後傾、後屈也是女性腰痛的原因之一。此外，子宮肌瘤、子宮頸癌、卵巢囊腫等，也會引起壓迫性牽連性腰痛。

❹ **骨刺**、**椎間盤脫出**：罹患風濕、類風濕關節炎等疾病，導致脊椎長骨刺而誘發腰痛，腰部扭傷、椎間盤脫出，也會產生較嚴重的腰痛，甚至影響脊椎的屈伸和轉動。

❺ **腰椎病變**：腰椎管狹窄，而壓迫脊髓和神經根所導致的腰痛和下肢放射痛，及老年人的脊椎僵硬，均可能導致持續性腰痛。

另外，更年期婦女由於自律神經功能紊亂，也可能引起腰痛，而月經不調、經痛或情緒危機等因素，也會有腰痛的情況發生。

症狀……

❶ **腰椎病變、椎間盤脫出**：如腰腿痛、間歇性跛行、下肢有麻痺感、肌肉無力、下肢對冷熱的感覺異常、陰部麻木刺痛等。

❷ **腰椎骨質增生**：腰部痠脹、僵硬，輕敲腰椎會有疼痛感，早上起床時腰部會有痛感，活動後可得到緩解。

❸ **急性腰扭傷**：輕者僅有腰痛，但不妨礙行走、站立或坐下等動作；重者會有劇烈撕裂痛，連呼吸時也會牽動而無法直立。

❹ **腰部骨折及骨質疏鬆**：輕敲腰部骨折部位會痛，固定姿勢一段時間後再動作會引起疼痛。

❺ **僵直性脊椎炎：**輕者從腰部以下會有僵硬感，感覺不靈活，也不能久坐；嚴重的人甚至會有胸悶、呼吸不順暢，影響到頸椎活動。

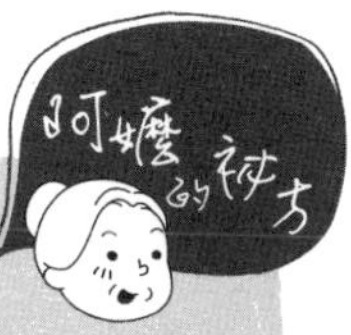

艾葉一兩，炒黃的蟹殼一兩，浸在一台斤（六百公克）的白酒裡三天，然後取酒塗腰部，一日二至三次，七至十天後就可治好多年腰痛。

祕方解析

艾草有「醫草」之稱，能理氣血、去寒濕，同時具備通經活絡的功效；而蟹殼也有活血散瘀的作用，兩者以白酒浸泡後製成藥酒，塗在腰部，對緩解腰部疼痛大有助益。當然，脊椎不正嚴重時，找專業整脊復健師矯正，才能根本解決問題。

本書中所提及的「白酒」，是指酒精濃度高（約五十度）的蒸餾酒。性烈味香，多以高粱、米、麥等穀物製成，一般是指高粱酒而言。

03 坐骨神經痛

病因

坐骨神經是支配下肢的主要神經，所謂的坐骨神經痛，即指坐骨神經病變，沿著腰、臀部、大腿後側、小腿後外側和腳的外側發生的疼痛症狀，依疼痛的部位，可分為「根性坐骨神經痛」和「乾性坐骨神經痛」。

根性坐骨神經痛以腰椎間盤突出最多見，因為位於背部較低處的椎間盤刺激了通往臀部及大腿的神經，使得大腿後側常有隱隱作痛的症狀；乾性坐骨神經痛可因盆腔腫瘤、關節炎、臀部外傷、臀肌注射位置不當及糖尿病等引起。

坐骨神經痛多數原因不明，但大致有以下幾種可能：

❶ **姿勢不良**：若經常彎腰或採用不良的姿勢搬重物或撿拾東西，脊椎骨椎間盤的纖維環後部的纖維便會慢慢地拉裂，這時骨髓核便會沿著缺口向後凸出，壓迫神經，帶來神經痛。

❷ **神經受到壓迫**：第五條腰神經或第一條腰神經受到壓迫，後腿及小腿外側就會產生疼

痛，便是坐骨神經痛。

❸**退化**：髓核內含有很多水分，但三十歲以後的人纖維環已開始退化，使得髓核易沿著缺口向外凸出，造成疼痛。

症狀

❶**疼痛和麻痺**：臀部、大腿後側、小腿外側感到痛和麻，尤其是在早上起床時最為明顯。

❷**牽引疼痛**：咳嗽、打噴嚏、蹲、坐下起來等有牽動性的動作，疼痛會加重。

❸**起立困難**：從坐位到站起的剎那，會特別的疼痛而不能伸直腰部，需要幾十秒的緩慢活動，才能挺直腰部。

❹**變形萎縮**：嚴重的人會造成腰部傾向較不痛的那一側，甚至會發生肌肉萎縮的現象。

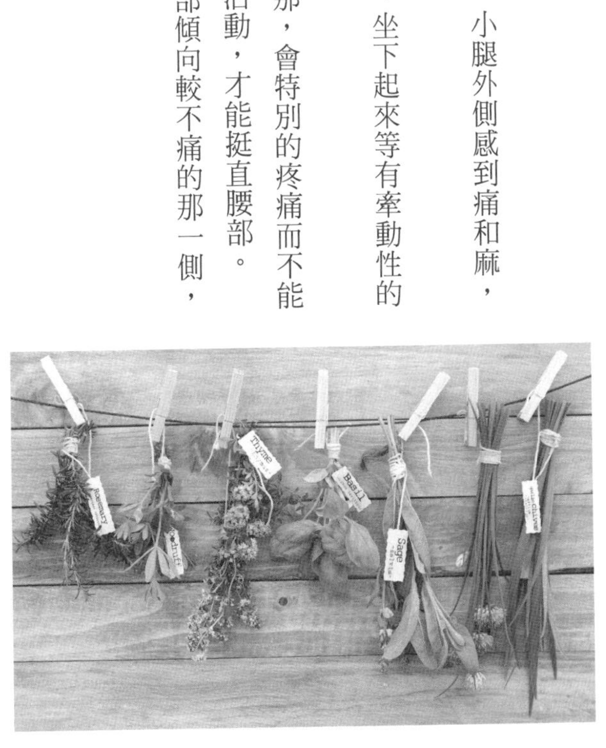

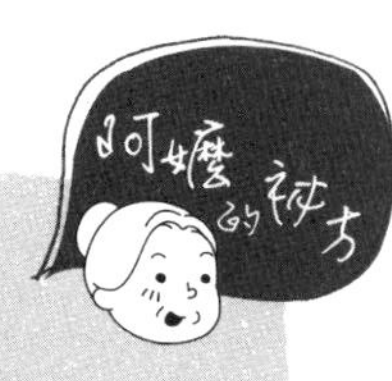

食用細鹽一台斤（六百公克），放入鍋中炒熱後加艾葉一兩，用布包好敷患處至鹽涼，一日一次，連用五至十天（鹽可每天反覆使用）。

祕方解析

鹽除了可用於調味外，在食療上也有很多功效，最主要的是鹽富含鉀、鎂、鋅、銅、鈣等微量元素，可修復皮下組織，殺菌及增加血液循環流量，補充肌膚營養，刺激皮膚神經末梢，舒筋活血，消除疲勞，對坐骨神經痛自然有很好的止痛功用。若再配合找專業整脊復健師矯正，效果更佳。

你也可以這樣做

針對這類症狀，穴位按摩的治療效果也相當出色。

採坐姿，在腹股溝線最外側的終點，垂直向下大約三寸的距離可找到環跳穴位。選擇按、揉、搓和拔伸法來按摩穴位，時間為二至四分鐘。

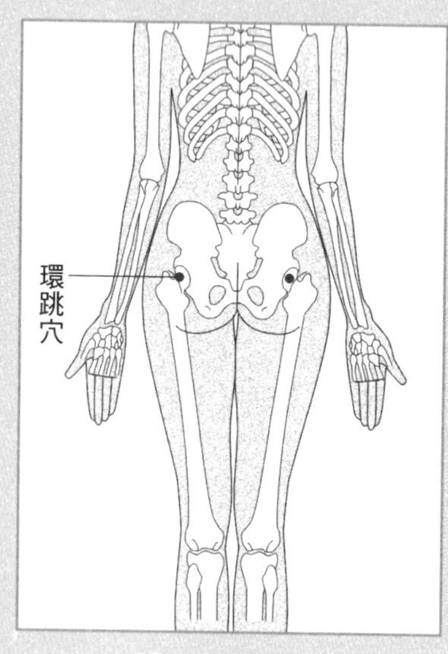

04 腿抽筋

腿抽筋就是肌肉痙攣，是一種自發性的強直性肌肉收縮，常發生在小腿和腳趾的肌肉，發作時間長，且疼痛難忍，即使是在睡眠中也會被痛醒，不但影響睡眠，平日發作時也會影響正常的行走和動作。

病因

引起腿抽筋的常見原因大概有以下幾種：

❶ **溫度刺激**：如冬季夜裡室溫較低，睡眠時蓋的被子過薄或腿腳露到被子外面所引起。

❷ **疲勞、睡眠、休息不足或休息過多**：如走路或運動時間過長，使得體內的乳酸堆積；睡眠時間過長，使體內的二氧化碳因血液循環減慢而堆積等，都會引起肌肉痙攣。

❸ **骨質疏鬆**：隨著年齡的增長，體內的骨質流失越多，尤其更年期以後的婦女更嚴重，會使血鈣水準過低，肌肉應激性增加，導致肌肉痙攣。

❹ **不當姿勢**：長時間仰臥或長時間俯臥，會使小腿的某些肌肉長時間處於絕對放鬆的狀態，引起肌肉「被動攣縮」。

當腿抽筋發作時該怎麼辦呢？只要記住「反其道而行」這個原則，就可達到減輕疼痛，甚至解決抽筋的狀況。

什麼是「反其道而行」呢？具體來說，如果是小腿後面的肌肉抽筋，可一方面扳腳使腳板翹起，一方面盡量伸直膝關節；當小腿前面的肌肉抽筋時，可壓住腳板並用力扳屈腳趾，只要堅持一到兩分鐘以上，就可解除抽筋的「警報」了。

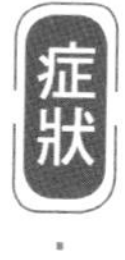

症狀……

❶ 小腿肌肉或腳趾肌肉緊縮無法伸直。

❷ 腿部肌肉突然變硬且疼痛難忍，持續幾秒到幾十秒鐘不等。

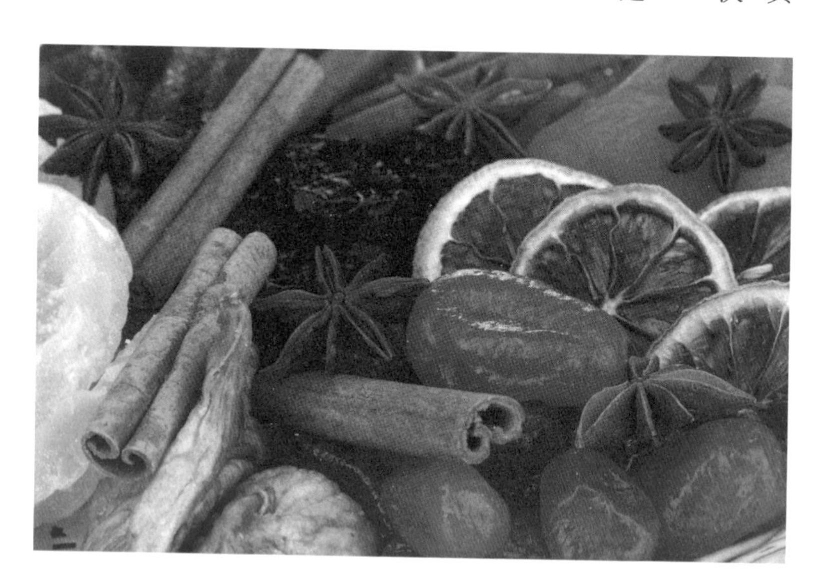

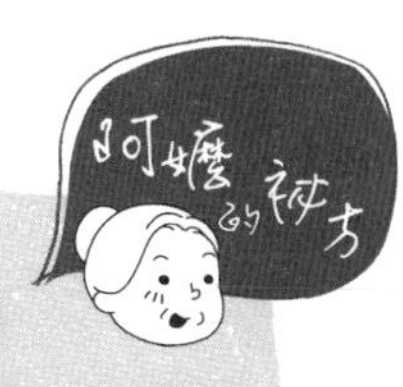

桑椹一兩，煎一碗湯，一次喝下，一日兩次，五天後即可痊癒。

祕方解析

平時的腿抽筋大多是由於缺乏維生素E所引起，而運動時易發生腿抽筋，則有可能是缺乏維生素D和鈣所引起，而桑椹正好含有豐富的維生素、胺基酸及礦物質鈣、磷、鐵、銅、鋅等，是一個既可吃，又可入藥的果實。

但桑椹是屬於溫性的食物，體偏熱常會拉肚子的人最好不要常吃。

你也可以這樣做

待劇烈的疼痛感消失後，我們就可按摩穴道，來鞏固效果。一般來說，可針對承山、委中、承筋等穴位來按摩。

承山穴在小腿腹部正中的位置。委中穴也在下肢後側，取穴方法很簡單，就是彎曲膝蓋後，膕橫紋的中點位置。而委中穴正下方五寸距離處，就是承筋穴了。上述穴位按摩時間為每穴一分鐘，方法為揉、捏、摩、按。

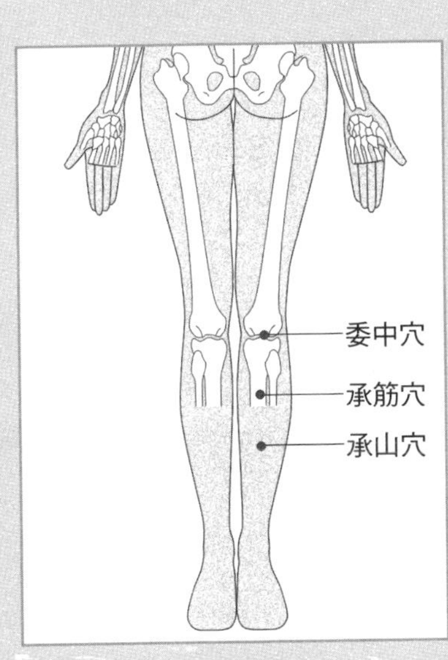

05 骨刺（骨質增生）

病因

骨刺又稱為「骨質增生」，是關節因種種原因造成軟骨的磨損、破壞，並促成骨頭本身的修補、硬化與增生，是一種自然的老化現象，一般長骨刺就表示此人的脊椎已進入老化階段。

隨著年齡的增長，人體的脊椎構造也會跟著退化，當骨頭與軟組織接壤的地方因長期承受壓力、拉力、損傷，造成脊椎與脊椎間的軟骨漸漸失去水分與彈性，致使骨骼出現退化性改變，這種骨骼退化性改變就導致骨質增生，而形成骨刺。

然而，骨刺並非老人家的專利，由於工作型態改變，許多人必須久坐、久站，若加上姿勢不正確，易年紀輕輕就使脊椎提早發生退化現象，而誘發骨刺的發生。另外，反覆活動或不當的運動，也會使關節部位的骨骼及軟組織過度磨損，而長出骨刺。以下是幾種常見的骨刺：

❶ **脊椎上的骨刺**：常見於椎體的邊緣，嚴重的骨刺甚至會使上下椎體的骨刺相連形成骨橋，這裡骨刺的形成，主要是因為椎間盤退變引起不穩，人體自然的反應是加強椎體周圍的力量，維持脊柱的穩定性，因此產生骨刺。

❷ **跟骨的骨刺**：大多數在足底，蹠腱膜的起點，產生的原因是由於人的衰老，足部的內在肌肉力量下降，足部的足弓塌陷，蹠腱膜受到的刺激增加，同時存在跟骨內部的骨小梁結構崩解，蹠腱膜的止點即會增生出骨刺，但部分人的跟骨痛和這個骨刺無關。

❸ **關節周圍的骨刺**：以最常見的膝關節為例，多數在脛骨平台邊緣和髕骨上緣，產生的原因是由於股四頭肌的反覆牽拉或關節囊的牽拉刺激，目的也是為了維護膝關節的穩定性，可反應膝關節退變的程度。

症狀

骨刺不一定有明顯的症狀，要看是否有壓迫到神經根或脊椎，如果沒有，就不會有什麼讓人不適的症狀產生。相反的，如果骨刺剛好壓迫到附近的神經根或脊椎，可能會產生身體僵硬、活動不靈活、疼痛、紅腫、麻痺、關節變形、肌肉無力等症狀。

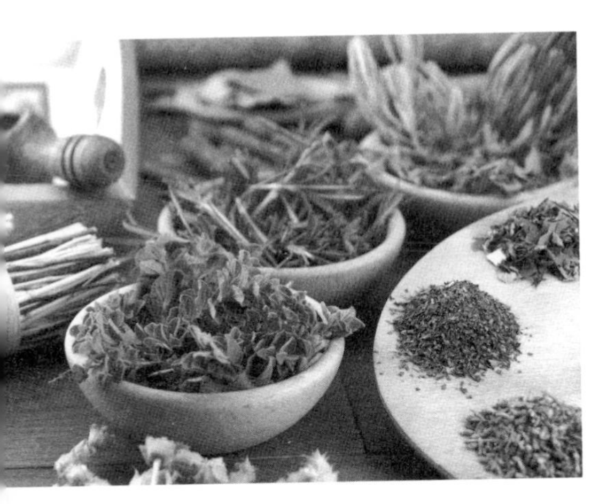

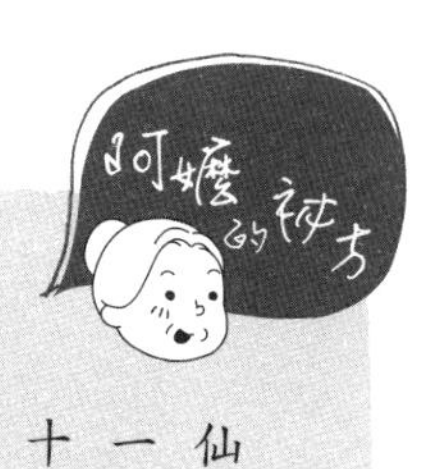

仙人掌一片（一百公克左右），放入碗中搗碎後，加入酒精濃度六十度以上的白酒一百毫升，密封一個星期，取紗布或脫脂棉沾液體擦患處，一天三至五次，擦後輕揉十至二十分鐘，一星期便能見效。

祕方解析

清代趙學敏的《本草綱目拾遺》指仙人掌味淡性寒，能行氣活血、清熱解毒、消腫止痛、健脾止瀉、安神利尿，可內服外用治療多種疾病；將仙人掌搗碎之後，可將其中的藥用成分分解出來，再以白酒浸泡後塗擦，可緩解因骨刺而產生的疼痛。

06 四肢麻木

病因

四肢麻木是日常生活中常出現的症狀，像是懷孕或長時間維持同一姿勢睡眠、如廁等，都有可能讓肢體某一部分產生麻木的感覺，一般來說，這種麻木感會在短時間內消除，且不會伴有其他症狀發生。

不過，如果是由疾病引起的麻木就不同了，不但持續的時間較長，且會反覆發作，還常伴有其他症狀產生，這時就得深入研究引起麻木的原因了，一般有以下幾個原因：

❶ 患有糖尿病。
❷ 藥物或化學製劑引起。
❸ 神經炎引起的麻木。
❹ 局部神經受刺激引起。
❺ 腦血栓引起大腦的神經受壓損傷。
❻ 頸椎的骨質增生壓迫頸部脊髓神經。

症狀

❶ 腦動脈硬化或阻塞引起的手腳麻木，會伴有頭暈、頭痛、記憶力減退、視力減退、血壓增高或偏低、血脂增高等改變，且這種手腳麻木是半側的，有時兩側也會發生，病人年齡也偏大。

❷ 頸椎病引起的麻木是患側手或上肢麻木，伴隨腫脹疼痛，活動受限。

❸ 多發性末梢神經炎引起的麻木是肢端（手指、腳趾）對稱性麻木，伴隨疼痛。

❹ 血栓性脈管炎也能引起趾端或足部發涼、發冷、劇烈疼痛、足背動脈搏動減弱或消失等。

阿嬤的祕方

老絲瓜筋一兩，煎一碗湯一次服下，一日兩次，連服一星期，須溫熱服下才有效。

祕方解析

在《本草綱目》中就有說明，老絲瓜筋不但能通脈絡臟腑、去風解毒、消腫化痰、袪痛殺蟲，治諸血病，主要用以治療胸脅疼痛、風濕痺痛、經脈痙攣等症狀。當四肢麻木時，或可用這個祕方來解除讓人不舒服的麻木感，當然，還是要找出麻木的真正原因，需要時求助醫師才是王道。

07 落枕

病因

落枕通常是發生在起床後，入睡前並沒有任何症狀，但一早起來卻感到頸背部明顯痠痛，頸部活動也明顯的受到限制，這就表示落枕和睡枕及睡眠姿勢有密切關係。

落枕病因主要有兩個方面：

❶ **肌肉扭傷**：通常是因夜間睡眠姿勢不良、頭頸部長時間處於過度偏轉的位置，或因睡眠時枕頭過高、過低或過硬，均會使頸部一側肌肉緊張、頸椎小關節扭錯，使得氣血運行不暢，局部疼痛不適，動作明顯受限等。

❷ **受風寒**：通常是因睡眠時受寒，盛夏貪涼，使頸背部氣血凝滯、筋絡痺阻，以致僵硬疼痛、動作不利。

引起落枕的原因有以下幾個：

❶ 睡眠時頭頸姿勢不當。

❷ 枕頭墊得過高、軟硬不當或高低不平。

❸頸部外傷。

❹頸部受風著涼。

❺如為頸椎病引起，會反覆發生。

❻因飲食不當，致血液濃度過高，頸肩部血液循環不暢，也可能引發落枕。

症狀

落枕的主要症狀是一早起來突然感覺頸後部、上背部疼痛不適，通常都是單側疼痛，或一側比較痛，另一側較輕微。除了疼痛以外，還會有不能靈活轉動，或轉動時會疼痛的症狀合併發生，較嚴重的人連觸摸頸部時都有痛感，甚至連仰頭、低頭都有困難。

阿嬤的祕方

生韭菜三十公克，切細，加黃酒九十毫升，煮沸後，趁熱飲服，每日一至二劑。

祕方解析

韭菜為多年生草本植物，種子和葉都可以入藥，由於它含有維生素B、維生素C等，搗碎或打成汁有消炎止血和止痛的功用。

此外，韭菜性溫，對跌打損傷、經痛等，也有一定程度的療效。

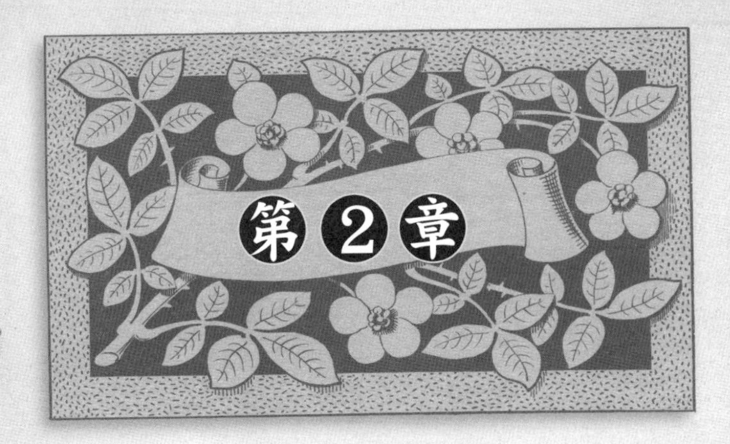

皮膚保健方

皮膚癢／牛皮癬・頑癬
神經性皮膚炎
（或過敏，或季節性發生）
濕疹（皮膚起紅點・水泡・發癢）
風疹塊／凍瘡／雞眼
燙傷／狐臭

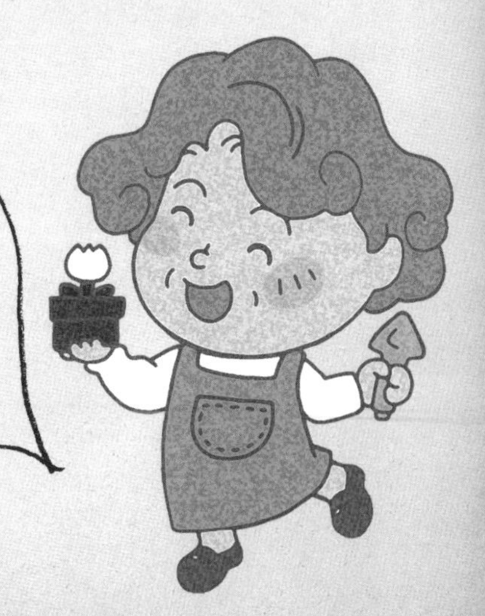

01 皮膚癢

病因

造成皮膚搔癢症的原因很多，如血液中沉澱過多代謝不良的雜質或毒素（對細胞不利的物質），造成血液濃度過高，形成「濕性體質」，加上肝、腎功能失調，無法正常解毒、排毒，皮下組織血管被阻塞或被毒性物質傷害，引發皮膚異常病變，也是引發皮膚搔癢症的原因之一。因飲食不當，致使體質太酸性或太鹼性，也會引發皮膚搔癢症，就機理來說，大致可歸類以下幾個因素：

❶ **膽酸濃度過高**：膽酸在血中的濃度增高時，就會沉積於皮膚，導致嚴重的皮膚搔癢。

❷ **內分泌紊亂**：內分泌紊亂的人易受細菌感染，也會導致皮膚搔癢。

❸ **中樞神經系統疾病**：神經衰弱、病變浸潤到腦室底部的腦瘤患者、淋巴系統腫瘤患者，易發生陣發性搔癢、劇烈而持久的搔癢，甚至全身性搔癢。

皮膚搔癢大致分成「泛發性」和「局限性」兩種：

❶ **泛發性皮膚搔癢症**：一開始只有某一個部位會有搔癢的感覺，之後，範圍越來越擴

大，最後擴散到全身，尤其是晚上發作得更嚴重。

❷ **局限性皮膚瘙癢症**：只限於某一個部位，如肛門、陰道、頭部等，不會擴散。

症狀……

❶ 全身性原發者，最初僅局限於一處，逐漸擴展至身體大部或全身。局限性者，發生於身體的某一部位，以肛門、陰囊及女陰等處多見。

❷ 無原發性皮膚炎，由於搔抓可引起皮膚上出現抓痕、丘疹、血痂、色素沉澱、濕疹樣變及苔蘚樣變。

❸ 陣發性劇烈瘙癢，瘙癢發作常有定時的特點。此外，尚有燒灼、蟲爬及蟻行等感覺。

❹ 感情衝動、環境溫度變化及衣服摩擦等刺激，都可能引起瘙癢發作或加重。

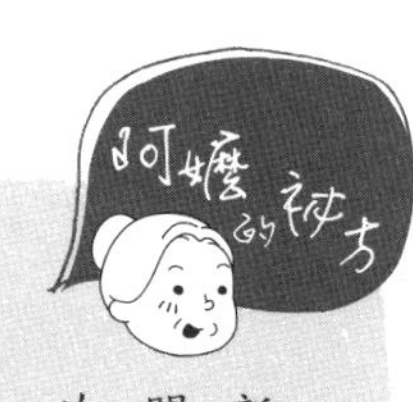

新鮮韭菜、淘米水，按一比二十的比例配好，先泡兩小時，再連韭菜一起以大火燒開，將韭菜濾出後，以水洗癢處或洗澡，一次見效。洗後勿用清水過身，一日一次，連洗三天即不再癢。

祕方解析

民間常用韭菜治療神經性和過敏性皮膚炎等，主要是因為它含有揮發油、硫化物、蛋白質、脂肪、糖類、胡蘿蔔素、維生素B、維生素C、纖維素及鈣、磷、鐵等成分，再加上洗過米的淘米水，這水呈鹼性，可使皮膚光滑、止癢、止裂，是很天然的皮膚滋潤劑。

另外，飲食上不宜過度偏食，需均衡完整攝取養分，不過度食用燥熱性食物，少吃易增加血液濃度的食物，才能杜絕病源，防止病發。

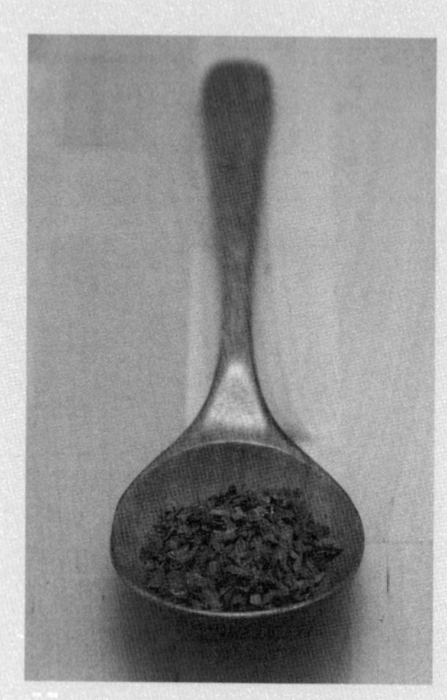

02 牛皮癬・頑癬

病因

牛皮癬是一種常見的慢性皮膚病，也叫做「銀屑病」，其特徵是在頭皮、四肢伸側及背部的皮膚上出現大小不等的丘疹、紅斑，這些疹或斑的表面還覆蓋著銀白色鱗屑，最常在春天和冬天反覆發作，到夏、秋兩季症狀才會減輕。

根據銀屑病的臨床表現和病理特徵，一般分為六種類型：

❶ **尋常型銀屑病**：發生在頭皮、軀體和四肢，先出現紅色的丘疹，逐漸擴大融合成斑片或斑塊，表面有較厚的銀白色磷屑，輕輕刮掉皮屑，可看到薄薄的一層紅膜，刮除紅膜即可看到小小的出血點，這就是尋常型牛皮癬臨床特徵。

❷ **紅皮病型銀屑病**：全身皮膚約百分之七十以上呈瀰漫性紅色，表面有大量糠皮樣皮屑，有時在腋下、大腿根部和臍部，還會伴隨有發熱、畏寒、頭疼及全身不適等症狀，是比較嚴重但也較少見的一種。

❸ **膿皰性銀屑病**：分「泛發性」及「局限性」兩種。泛發性常伴有高熱、關節腫痛及全

身不適；局限性則會在雙手掌和足趾部有對稱性紅斑，且會反覆出現，十分難根治。

❹ **關節病性銀屑病**：雖少見，但任何年齡均可能發生，常見於手腕、手指及足趾小關節、脊柱關節，使關節附近的皮膚腫脹，以致活動受限、關節僵直。

❺ **掌跎膿皰病**：包括掌跎膿皰性銀屑病和膿皰性細菌疹。

❻ **連續性肢端皮膚炎**：大多是因外傷所引起，中年人最常患。

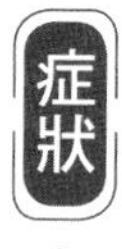

銀屑病的變化較多，不同時期可有不同表現，且每個人的自覺症狀也會不同，有的會感覺劇癢，有的幾乎不癢，但一般健康通常不受影響。以下是尋常銀屑病的幾種形態：

- **點狀銀屑病**：有很多鱗屑性小點。
- **滴狀銀屑病**：皮疹較點狀銀屑病大而成雨滴狀。
- **毛囊性銀屑病**：皮疹只限於毛囊口附近。
- **輪狀銀屑病**：皮疹中央部分消退，邊緣明顯而成環狀。
- **錢幣狀銀屑病或盤狀銀屑病**：皮疹中央不消退，是最常見的銀屑病。
- **迴狀銀屑病**：有紆繞扭曲的皮損，邊界不規則。

• **圖狀銀屑病或地圖狀銀屑病**：損害不規則，呈地圖狀。

• **蠣殼樣銀屑病**：皮疹有成層堆積的堅硬鱗屑痂，呈污褐色，一般是圓錐體狀。

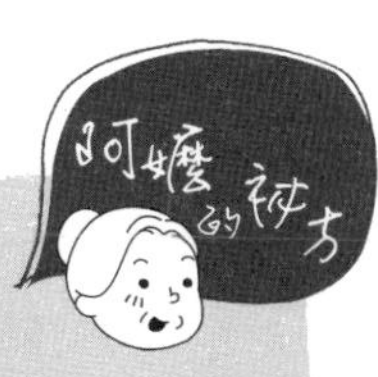

側柏葉、蘇葉各二百公克，蒺藜四十公克，一起研磨成粗末裝入紗布袋內，用水六台斤，煮沸後再以小火煮三十分鐘，塗洗患處，一日三次。

祕方解析

側柏葉對金黃色葡萄球菌、卡他球菌、痢疾桿菌、傷寒桿菌、白喉桿菌等均有抑制作用；蘇葉有抗菌解毒的作用，而小有毒性的蒺藜則常被用來治療風疹和瘙癢等病症，將三者磨成粉末，以水煮後，可將三者的藥性融合，以此來清洗銀屑病的患部，不但可止癢，還兼具治療的效果。

03 神經性皮膚炎（或過敏，或季節性發生）

病因

神經性皮膚炎一般都發作在頸部、四肢、腰骶等部位，又稱「慢性單純性苔蘚」。會引起神經性皮膚炎的因素有以下三個：

❶ **精神因素：**像是情緒波動、精神過度緊張、焦慮不安、生活環境突然變化等，都會使病情加重和反覆。

❷ **生理因素：**如胃腸道功能障礙、內分泌系統功能異常等，也可能成為致病因素。

❸ **外在局部刺激：**如化學物質刺激、昆蟲叮咬、硬物摩擦等。

神經性皮膚炎多發生在頸後部或其兩側、肘窩、膕窩、前臂、大腿、小腿及腰骶部等。常成片出現，呈淡紅或淡褐色三角形，或多角形的平頂丘疹，皮膚增厚，皮脊突起，皮溝加深，形似苔蘚。如全身皮膚有較明顯損害者，又稱之為「瀰漫性神經性皮膚炎」。中醫認為此病主要以內因為主，初起皮疹較紅，搔癢較劇，病久則會使皮損肥厚，紋理粗重，呈苔蘚化。

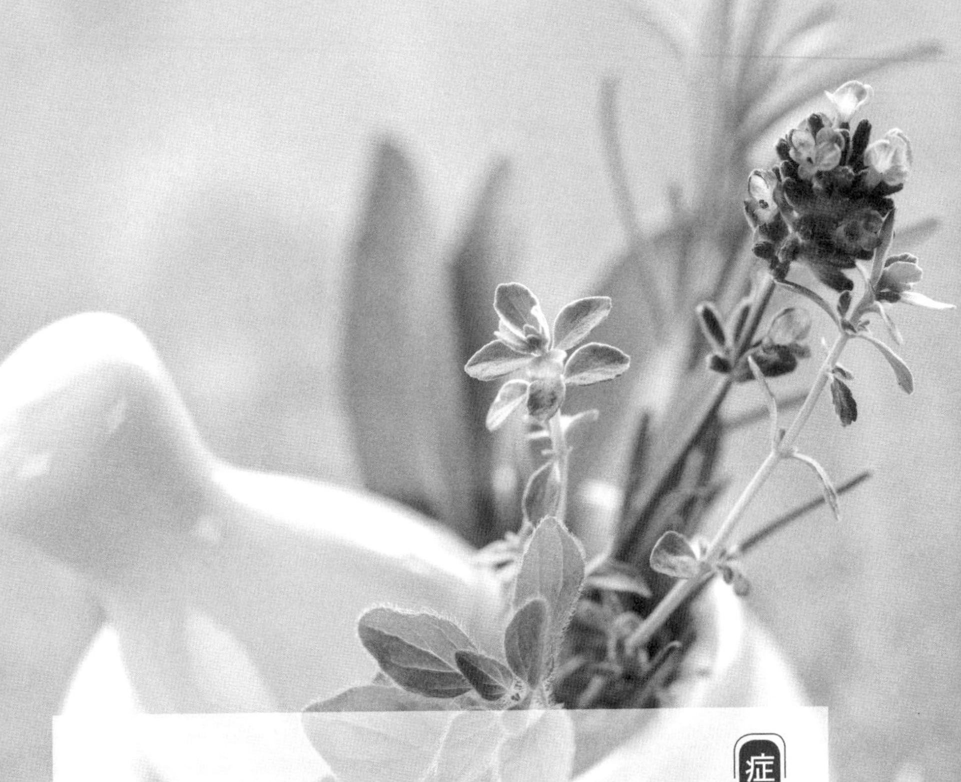

症狀

❶ 在頸部、四肢伸側及腰部、外陰等部位出現皮疹。

❷ 劇癢難耐，且反覆發作。

❸ 常先有局部瘙癢，經反覆搔抓摩擦後，局部出現粟粒狀綠豆大小的圓形或多角形扁平丘疹、呈皮色、淡紅或淡褐色，稍有光澤，以後皮疹數量增多且融合成片，成為典型的苔蘚樣皮損，皮損大小形態不一，四周可有少量散在的扁平丘疹。

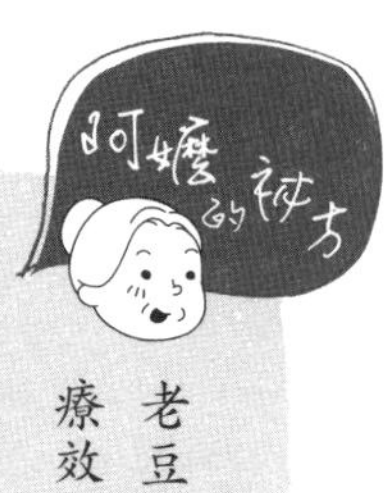

老豆腐用三或四兩炒焦後，再以芝麻油調勻後塗擦患處，一日三次，三、四天即有療效。

祕方解析

❶ 老豆腐是大豆製成的，含有很多的蛋白質和脂肪，在中醫裡，豆腐味甘、入脾胃，有益中氣且清熱解毒的功效。

❷ 芝麻油含有特別豐富的維生素E和較豐富的亞油酸。經常食用芝麻油，可調節毛細血管的滲透作用，加強人體組織對氧的吸收能力，改善血液循環，促進細胞分裂和延緩衰老。兩者依作法調勻後，塗在患處，不但可解毒，也具有修復肌膚的功能。

你也可以這樣做

刺激大腸經的合谷穴（位於拇指與食指間之凹陷處，即手掌的虎口）及止癢點，對於神經性皮膚炎有不錯功效。可推揉、點按合谷穴及止癢點各二百至三百次，每天按摩一次，十次為一個療程。通常三至四個療程後，搔癢症狀即可逐漸減輕。

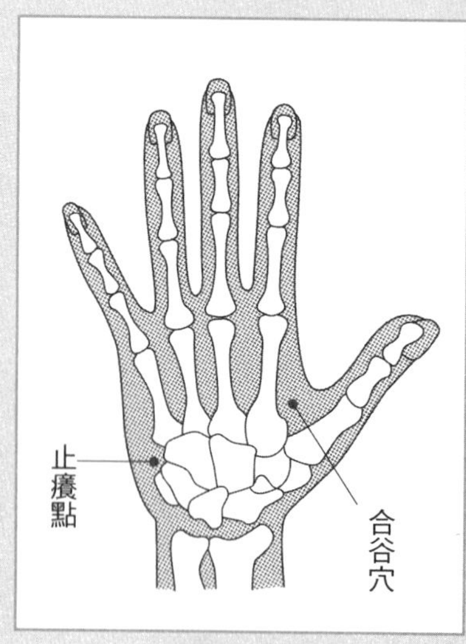

04 濕疹（皮膚起紅點・水泡・發癢）

病因

濕疹是一種常見、由多種內外因素引起的表皮及真皮淺層的炎症性皮膚病，發生於任何年齡、任何部位、任何季節，但在冬季最為常見，易反覆發作，且不易痊癒。

濕疹因症狀的不同，病因也有差異，但大多與氣候環境變化、生活中的化學製品、精神緊張，及飲食結構改變有關，主要分成以下幾種：

❶ 急性濕疹。
❷ 亞急性濕疹。
❸ 慢性濕疹。
❹ 陰囊濕疹。

除以上常見的幾種濕疹外，還有因中耳炎、潰瘍等細菌性化膿性皮膚病的傳染性濕疹樣皮膚炎、對自體內部皮膚組織所產生的物質過敏而引發的自體敏感性濕疹兩種。而常發於嬰兒手背、四肢及臀部的濕疹，也屬於特殊型濕疹。

症狀

❶ **瘙癢性**：其特點是持續性瘙癢。

❷ **多形性**：濕疹可分為「原發疹」與「繼發疹」。前者有丘疹、水泡等癥狀；後者則會有糜爛、滲出等癥狀，病人通常會同時發生原發疹與繼發疹。

❸ **遷延性**：濕疹容易反覆發作，且會從單一部位擴散至身體其他部位。

❹ **滲出性**：當濕疹處於慢性期時，皮疹部位是較乾燥的，但在急性發作時，便會有滲出液。

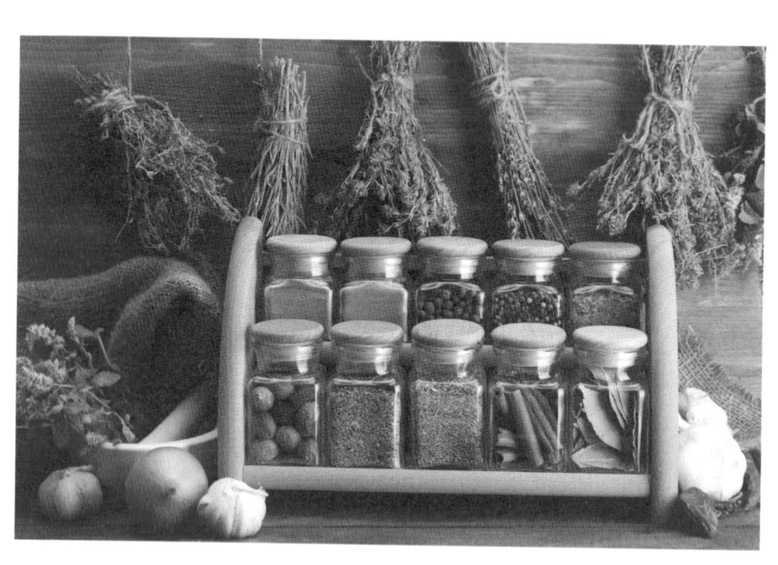

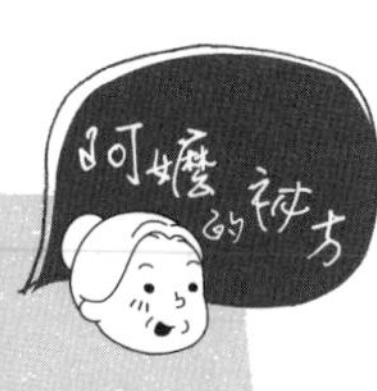

取綠豆三兩炒焦研磨成粉，以醋調勻後塗於患處，一日兩次，連塗一星期即可根治。忌食花椒、胡椒。

祕方解析

❶ 綠豆具有抗菌、抑菌作用，它所含的單寧能凝固微生物原生質，可產生抗菌活性，且其中的眾多生物活性物質，如香豆素、生物鹼、植物甾醇、皂苷等，可增強機體免疫功能，增加吞噬細胞的數量或吞噬功能，且綠豆是專門治療熱癢的。由於熱癢是因體內發熱引起的，而綠豆又有解熱的功效，因而適合治療熱癢。

❷ 醋有美容護膚的作用，因為醋的主要成分是醋酸，它有很強的殺菌作用，對皮膚、頭髮有很好的保護作用。以加醋的水洗皮膚，能使皮膚吸收到營養素，使皮膚鬆軟、增強皮膚活力。

你也可以這樣做

可按摩內關穴（取穴方法是手腕向上三指處，前臂橫向的正中央），改善皮膚濕疹症狀。按摩時間約二至三分鐘。

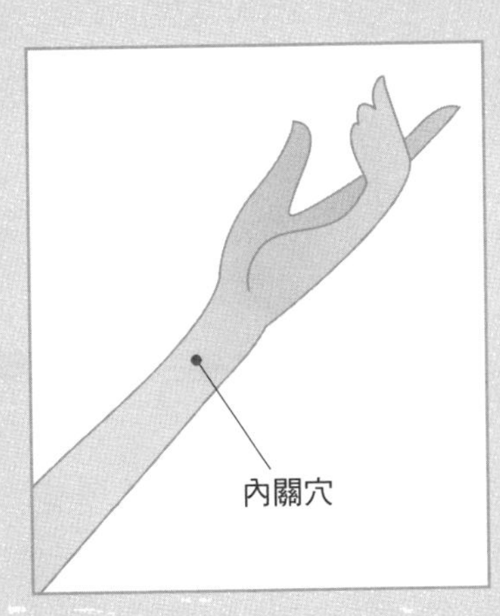

05 風疹塊

病因

由於風疹的疹子來得快，去得也快，如一陣風似的，因此叫做「風疹」。

風疹是兒童常見的一種呼吸道傳染病，一般是由風疹病毒透過空氣飛沫傳播侵入人體，在呼吸道黏膜增殖後，進入血液循環引起原發性病毒血症，繼而出現發熱、呼吸道症狀及淋巴結腫大等症狀。

風疹病毒在體外生活力很弱，傳染性與麻疹一樣強，一至五歲的兒童最常受到感染，至於六個月以內的嬰兒，則因為有來自母體的抗體，很少發病。一次得病，可終身免疫，很少再患。

症狀

一開始會有發熱的感覺，在一到兩天後，皮膚會開始出現紅色斑丘疹，且耳後、頜下、頸部的淋巴結也開始有腫大的現象，有些人還會伴有關節痛等症狀。

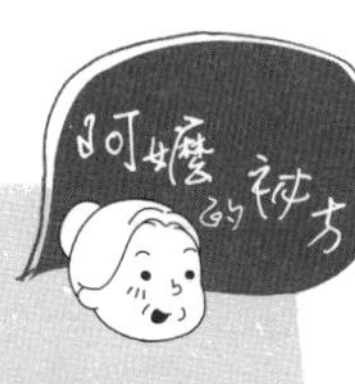

鮮韭菜汁略加過濾水稀釋後，每天塗患處，一次即明顯見效，一日三次，療程二至三天即可。

祕方解析

韭菜汁能提升抗病能力、加速新陳代謝，因此能將風疹病毒的毒素排出體外，然而，要特別注意的是，一定要用新鮮的韭菜，且在榨成汁之後立刻使用，以免氧化後養分流失，就沒有作用了。

你也可以這樣做

可按摩合谷穴（手背第一、二掌骨之間，約平第二掌骨中點處）及曲池穴（肘横紋外端與肱骨外髁連線的中點處），改善風疹症狀。按摩時間約二至三分鐘。

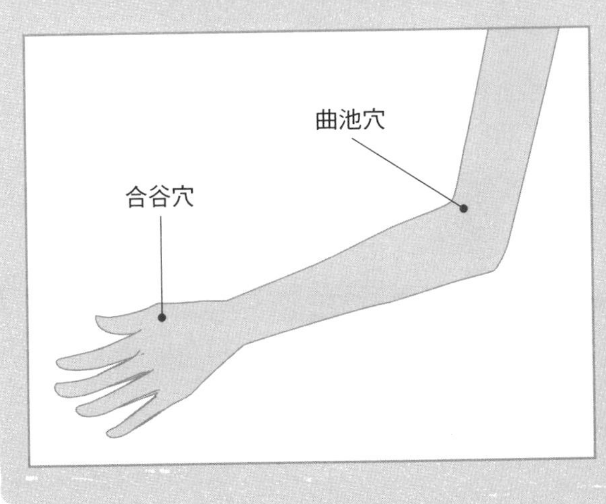

06 凍瘡

病因

凍瘡是由於寒冷引起的局限性炎症損害，是冬天的常見病，其中絕大部分是兒童、婦女及老年人較易受凍瘡所苦。

凍瘡產生的根本原因，主要是由於體表遠端皮下靜脈毛細血管內的平滑肌發生痙攣，降低了血管的通透性，使血液產生滯留現象，進而產生凍瘡，通常是在遇上低溫時所可能發生的狀況。

要解決凍瘡的最佳辦法，是解除血管平滑肌痙攣，恢復靜脈毛細血管的通透性，增加血流量，再輔以消炎、鎮痛、止癢後，對接受較好的患者，一般半天到一天左右就可緩解和消除症狀，嚴重潰爛者，三天左右即可消腫並結疤。

凍瘡一旦發生，在寒冷季節裡常較難快速治癒，要等天氣轉暖後才會逐漸癒合，欲減少凍瘡的發生，關鍵在於入冬前就應開始預防。

症狀

- **Ⅰ度凍傷**：傷及表皮層。局部紅、腫、癢、痛、熱。約一週後結痂而癒。
- **Ⅱ度凍傷**：傷達真皮層。紅、腫、痛、癢較明顯，局部起水泡，無感染結痂後二至三週癒合。
- **Ⅲ度凍傷**：深達皮下組織。早期紅腫並有大水泡，皮膚由蒼白變成藍黑色，知覺消失，組織呈乾性壞死。
- **Ⅳ度凍傷**：傷及肌肉和骨骼。發生乾性和濕性壞疽，需植皮和截肢。

阿嬤的祕方

桑枝一百公克、桂枝三十公克、甘草三十公克、川芎二十公克，放入鍋中，以水煎，等待溫度適宜（溫度為攝氏三十五至四十度），溫洗或浸泡。每天兩次。

祕方解析

桑枝主治風寒濕痺，可幫助排除體內的水氣，同時可通絡止痛；桂枝則可去寒濕，幫助散去肌肉上的寒氣；川芎是有名的行血藥，有助於緩解因血液滯留而形成的凍瘡；而甘草主要的功用是在調和所有的藥材，將其藥效發揮至最大的功用。

07 雞眼

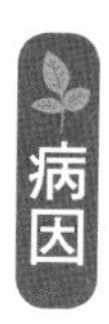

病因

造成雞眼的主要原因是擠壓和摩擦，當皮膚長期受到擠壓和摩擦，逐漸增生成為一個個圓錐體的角質層嵌入皮內，並壓迫神經末梢，引起明顯的疼痛。

雞眼多見於青年人或小孩，好發於足底及足趾，患有雞眼的人不論是站立或行走，雞眼都會壓迫到局部的感覺神經，引起劇烈的疼痛，嚴重時影響到站立和行走，因此，若不幸得到雞眼，一定要立刻處理，只要去除局部壓迫或摩擦的病因後，多數雞眼可逐漸變軟，恢復為正常皮膚。

症狀

- **形狀：**大約有綠豆或紅豆大小，也有的會更大一些，表面光滑且稍隆起。
- **顏色：**一般是淡黃色或深黃色。
- **部位：**常會出現在足蹠前中部、小趾外側或拇趾內側緣，或趾背。

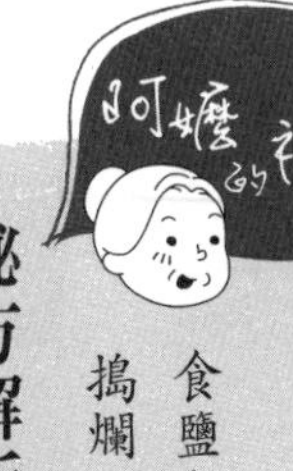

食鹽九公克以水溶化，烏梅三十公克浸入鹽水中，一晝夜後取出去核，加醋少許後搗爛，敷在患處，待雞眼軟化後即可痊癒。

祕方解析

這個祕方最主要的功用是使長雞眼的部位能夠逐漸的結痂脫落，並使皮膚角化細胞軟化。其中，烏梅因含有枸櫞酸和蘋果酸，因此對多種致病菌有抑制作用，此外，它對某些致病性真菌，如鬚瘡癬、絮狀表皮癬菌、石膏樣小芽胞菌等，也有抑制作用；醋本身就有軟化的作用，可使雞眼的硬皮軟化；至於食鹽的功效，則是殺菌和消毒。三者合併使用，便能夠根治雞眼，使皮膚恢復正常。

08 燙傷

病因

燙傷是指受到高溫液體，像是滾燙的熱水或熱油，或高溫固體，像是燒熱的金屬、鍋子等，也或是高溫蒸氣等所傷。

一般來說，燙傷除了皮膚表面受損外，還會引發很多後遺症，燙傷的嚴重程度主要根據燒燙傷的部位、面積大小和燒燙傷的深淺度來判斷，通常分成三度，度數越高，代表燙傷的程度越嚴重，最嚴重的，甚至可能有致死的危險，是十分可怕的傷害。

但燙傷基本上是可預防的，只要多一分小心，就能少一分傷害。然而，如果不幸不小心被燙傷了，在第一時間一定要記得「沖」、「脫」、「泡」、「蓋」、「送」這五字訣，才能避免傷害擴大，造成令人惋惜的遺憾。

症狀

- **一度燙傷：**只損傷皮膚表層，局部輕度紅腫、無水泡、疼痛明顯，應立即脫去衣襪後，將受到燙傷的部位放入冷水中浸洗。

- **二度燙傷**：真皮損傷，會有局部紅腫疼痛，及大小不等的水泡。
- **三度燙傷**：是指傷及皮下，不論是脂肪層或肌肉、骨骼都受到損傷，並呈灰或紅褐色，此時應用乾淨布包住創面並及時送往醫院，千萬不可擅自在受傷的地方塗抹任何藥物，以免影響病情的觀察與處理。

可將蛋清和蜂蜜調勻後，塗抹傷處，不但不會起泡，還可迅速痊癒。

祕方解析

民間流傳治療燙傷的祕方很多，而以蛋清、熟蜂蜜或香油，混合調勻塗敷在受傷處，來治療燙傷的這個祕方最受歡迎，因為它具有消炎止痛的作用，因此很多人使用。

這個祕方之所以受歡迎，最主要還是蛋清的功勞，因為它能潤肺利咽、清熱解毒，最常被拿來治療燒傷和熱毒腫痛，且它有收斂作用，能降低毛細血管的通透性，塗在患處會形成痂膜起保護作用，能減少體液滲出，防止繼發性休克的發生；同時，痂膜又能防止不潔物質的污染和外來刺激，有減輕疼痛的作用，是燙傷第一時間急救的不二選擇。

09 狐臭

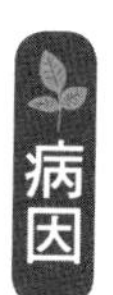
病因

人體內有大、小兩種汗腺，大汗腺的分泌物中含有大量不飽和脂肪酸，被皮膚表面存在的細菌分解後，即可產生具有異味的小分子有機物，而小汗腺的分泌物主要為各類鹽分及水。由此可見，腋下臭氣味的產生需要兩個條件：體表細菌和大汗腺的分泌物，兩者缺一不可。

狐臭即指大汗腺分泌物中所散發出的一種特殊難聞的氣味，通常集中分布在體表皮膚，如腋下、會陰、背上等部位。多在青春期時發生，到老年時就會減輕或消失。

想要預防狐臭的發生，可先從飲食開始調整，少吃有強烈刺激的食物、戒菸酒，避開對人體有刺激作用、會干擾人體正常生理功能、影響內分泌調節的食物，自然可以減輕臭味的程度。

此外，常吃蔬菜不但對人體有益，且對減輕狐臭也有很大的幫助，因為蔬菜中有豐富的纖維質，它們雖然不能被人體的腸胃所吸收，但會吸收大量的水分，有益排便，並在排便的同時，就能將體內的細菌和毒素一併排出體外，有效減少細菌經汗腺從皮膚排出體外，因此而達到減輕狐臭的目的。

症狀……

❶主要發生於腋下，出汗多且有臭味。

❷夏季加重。

❸青春期病狀加重。

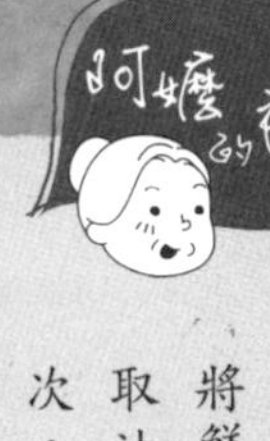

將鮮薑洗淨，搗碎，用紗布絞壓取汁液。塗汁於腋下，每日數次。

祕方解析

鮮薑汁的製作方法如下：將鮮薑用刀削去外皮，切為薄片，再切成小細絲，然後剁成末，放入乾淨的容器中，加入醋、精鹽、香油，調拌均勻即成。

用鮮薑汁來治狐臭是很有用又很簡單的辦法，因為薑本身就有強烈的去味功能，而生薑提取液具有抑制皮膚真菌和殺滅陰道滴蟲的功效，因此可抑制狐臭的發生。但腋下皮膚敏感者，需加水略稀釋後再塗上，否則會紅腫疼痛。

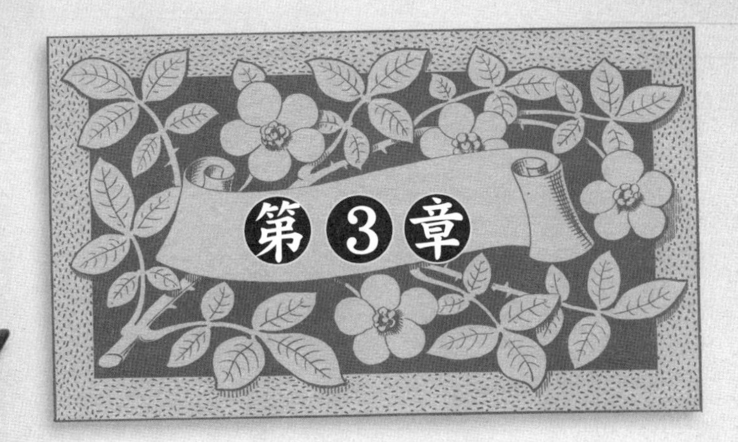

婦科保健方

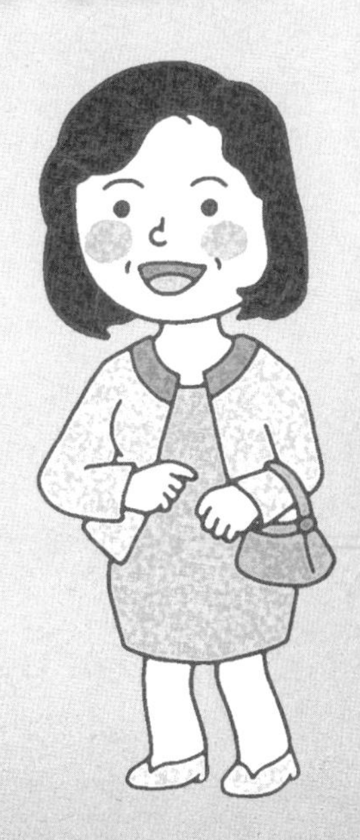

婦女白帶
（白帶多・有異味）
月經失調／產後缺乳
不孕

01 婦女白帶（白帶多・有異味）

病因

白帶是婦女從陰道裡流出來的一種帶有黏性的白色液體，它是由前庭大腺、子宮頸腺體、子宮內膜的分泌物和陰道黏膜的滲出液、脫落的陰道上皮細胞混合而成。白帶中含有乳酸桿菌、溶菌酶和抗體，故有抑制細菌生長的作用。

如果平時白帶無原因地增多，或伴有顏色、質地、氣味的改變，就應提高警惕。常見引起白帶增多的原因有：

❶ **病原體感染：**可能因為使用有污染的衛生用品，使病原體由陰道口進入生殖道，發生感染，致使白帶增多。

❷ **陰道滴蟲感染：**這種感染易造成白帶增多，還會伴有惡臭，同時還會發生陰部的瘙癢。

❸ **子宮頸糜爛：**子宮頸發炎可能導致子宮頸糜爛而使白帶增多。

❹ **濾過性病毒感染：**病毒感染子宮頸、陰道及外陰部，常會形成白帶增多。

❺ **白色念珠菌感染後引起白帶增多：**孕婦、糖尿病患者、喜歡穿緊身衣褲的女性較易感

染，且受感染後也不易治癒。

❻ **萎縮性陰道炎**：有少部分女性因罹病而摘除了兩側的卵巢，或更年期提早發生，及更年期後的婦女，由於體內逐漸缺乏雌激素，致使陰道壁漸漸變得脆弱而易受細菌感染，進而發生炎症，導致白帶增多。

❼ **異物進入生殖器**：陰道內有紗布、衛生棉塞、月經栓等，也會造成白帶增多。

症狀

❶ 黴菌性陰道炎感染，白帶呈豆腐渣樣或乳凝塊狀，色黃或白，多數質地黏稠，有時也可質地稀薄。

❷ 若是滴蟲性陰道炎感染，白帶為稀膿樣，色黃，有泡沫，或如米泔水樣，色灰白，白帶味臭。

❸ 因子宮頸糜爛，則白帶一般色黃，質黏如膿涕，多無味。

❹ 淋病的白帶則為黃膿樣。

❺ 患子宮內膜炎等盆腔炎時，白帶也會增多，色黃，質稀，多伴有腹痛。

❻ 患輸卵管癌時，由於腫瘤刺激輸卵管上皮滲液及病變組織壞死，會出現水樣白帶，綿綿不斷。

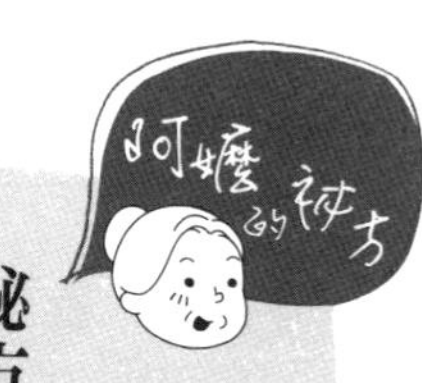

冬瓜籽九十公克、冰糖九十公克。將冬瓜籽搗爛，加入冰糖，以開水燉服，早晚各一次。

祕方解析

冬瓜籽，就是冬瓜的種子，又稱冬瓜仁。中醫學指冬瓜籽性味甘、微寒，能潤肺化痰，利水除濕，消癰排膿。用於痰熱咳嗽；水腫，小便不利；帶下白濁；肺癰、腸癰等。

你也可以這樣做

按摩腎俞穴（在腰部第二腰椎棘突下，旁開一．五寸處），具有補益肝腎、填精益髓的作用，對治白帶有功效。按摩時間約三至五分鐘。

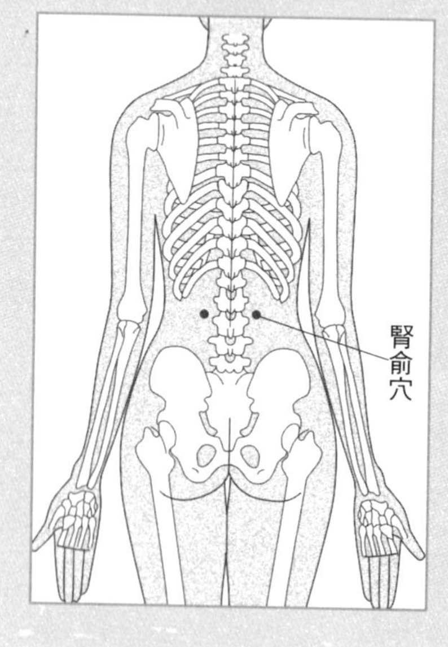

02 月經失調

病因

月經失調也稱「月經不調」，是婦科常見病，大多是器質性病變或功能失常，許多全身性疾病，如血液病、高血壓、肝病、內分泌病、流產、子宮外孕、葡萄胎、生殖道感染、腫瘤（如卵巢腫瘤、子宮肌瘤）等，都有可能引起月經失調。

造成月經週期或出血量的紊亂，大致有以下幾種原因：

❶子宮肌瘤、子宮內膜息肉、子宮內膜增殖症、子宮內膜異位症等。

❷內分泌調節系統失調所引起的子宮異常出血。

❸惡性腫瘤、炎症等引起。

❹原發性閉經、繼發性閉經。

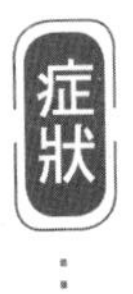

症狀

❶**經期提前：**月經提前是指月經週期縮短，短於二十一天，而且連續出現兩個月經週期

以上。

❷ **經期延遲**：月經延後七天以上，甚至四十至五十天才來，並連續出現兩個月經週期以上。

❸ **經期延長**：月經週期正常，但經期延長，經期超過七天以上，甚至兩週才乾淨。

❹ **月經先後不定期**：月經提前或延遲，週期或短於二十一天，或長於三十五天。

阿嬤的祕方

乾藕節半台斤，放入鍋中，以中火炒黃後，研磨成粉，以白酒送服，一日三次，一次二錢，服完即可每月來經。

祕方解析

藕分為藕頭、藕身和後把三部分，藕肉可食用及製成澱粉。中醫學上用節入藥，性平味澀，功能化瘀止血，主治吐血、便血等症。藕節及地上的荷葉、蓮子心、蓮蓬均可入藥。但一般入藥的都是乾藕節，因為它含有十分豐富的營養，中醫認為，生藕甘、寒、無毒；熟藕甘、溫、亦無毒。它具有消瘀清熱、除煩解渴、止血（鼻血、尿血、便血、子宮出血等）、婦女血崩等諸症。

03 產後缺乳

病因

產後乳汁少或完全無乳，稱為「缺乳」。乳汁的分泌與乳母的精神、情緒、營養狀況、休息和勞動都有關係。任何精神上的刺激，如憂慮、驚恐、煩惱、悲傷，都會減少乳汁的分泌。

造成產後缺乳的原因有以下幾項：

❶ **過早給寶寶吃其他食品：**這是造成奶水不足的主要原因之一。由於寶寶已吃了其他食物，便自動減少吸奶的時間，如此一來，乳汁便會自動減少產量。

❷ **餵食時間太短：**如果限制哺餵的次數，或每次餵食時間過短等，也會造成母奶產量的減少。

❸ **授乳婦營養不良：**媽媽平日應多注意營養，最好多食用富含蛋白質的食物，不宜過度減輕體重，以免影響乳汁的分泌。

❹ **藥物影響：**媽媽若吃含雌性激素的避孕藥，或因疾病正接受某些藥物治療，就會影響

泌乳量。

❺ **睡眠不足、壓力過大**：上班族的媽媽們要特別注意，適時的放鬆心情，多找時間休息，以免過度的耗費精神及體力，造成奶水不足的現象。

阿嬤的祕方

萵苣籽五錢，煎湯一碗，加白糖一次服下（不吃籽），一日兩次，五天後乳汁充足。

祕方解析

萵苣籽就是萵苣老了後，開花結的種子，一般在五、六月時採收，因為它的鉀含量大大高於鈉含量，有利於體內的水電解質平衡，可促進排尿和乳汁的分泌，因此能夠治產後缺乳，及促進乳腺腺泡的分泌。

你也可以這樣做

最常用於治療產後缺乳的三個穴位就是：膻中穴（位在兩乳頭連線正中央，胸骨的正上方）、乳根穴（乳頭中央直下一肋間處）、少澤穴（小指根部外側）。按摩時間約三至五分鐘。

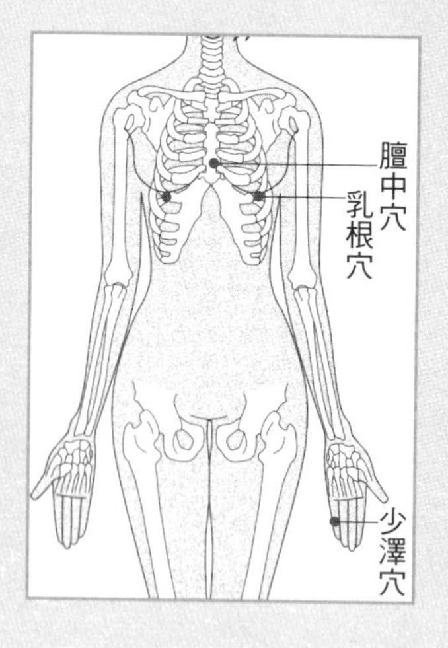

04 不孕

病因

不孕症是指婚後有正常的性生活、未避孕、同居兩年而未受孕的一種病症。婚後兩年從未受孕者稱為「原發性不孕」；曾有過生育或流產，又連續兩年以上不孕者，稱為「繼發性不孕」。

絕對性不孕，是指夫婦雙方中的任何一方有先天性或後天性的生理缺陷，如先天性無子宮等，不論採用何種方法治療均無法矯治成功，而致不孕。

相對性不孕，則是指罹患了某種會造成受孕困難的病，因而降低了生育能力，致使患者暫時不能受孕，但透過治療仍能受孕，如子宮發育不良等。

症狀

❶ **月經紊亂**：月經提早或減緩、經血量有變、經期延長。

❷ **閉經**：超過十八歲尚無月經來潮；月經來潮後又繼續停經超過六個月。

❸**經痛**：子宮內膜異位、盆腔炎、子宮肌瘤等疾病引起行經時的腹痛。

❹**內分泌失調**：內分泌失調引發黃體功能不健全，常可導致不孕。

❺**婦科疾病**：陰道炎、子宮頸炎（子宮頸糜爛）、子宮內膜炎、盆腔炎等，都會影響受孕。

❻**溢乳**：非哺乳期乳房自行或擠壓後有乳汁溢出，通常就表示有下丘腦功能不全、垂體腫瘤、泌乳素瘤或原發性甲狀腺功能低下、慢性腎功能衰竭等疾病，溢乳常連結閉經導致不孕。

生雞蛋一個，開一小孔放入紅花半錢左右，蒸熟後吃蛋，每天一個，連吃一個月（要在月經乾淨後開始吃）。

祕方解析

紅花（又稱番紅花），常看電視的人一定不陌生吧！電視劇裡常會有人將紅花煮成湯汁，讓懷孕的人喝下，導致流產。因為紅花有活血通經、散瘀止痛的功能，卻會抑制血小板聚集，增強纖維蛋白溶解，降低全血黏度，煎劑對子宮和腸道平滑肌有興奮作用，因此不適合孕婦食用，大多用於閉經、經痛、惡露不行及不孕等病症。

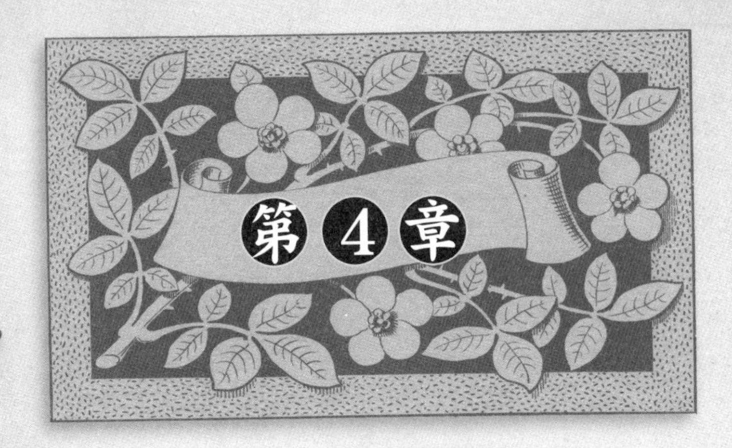

男性保健方

陽萎（不舉）
遺精／早洩
前列腺炎
前列腺肥大

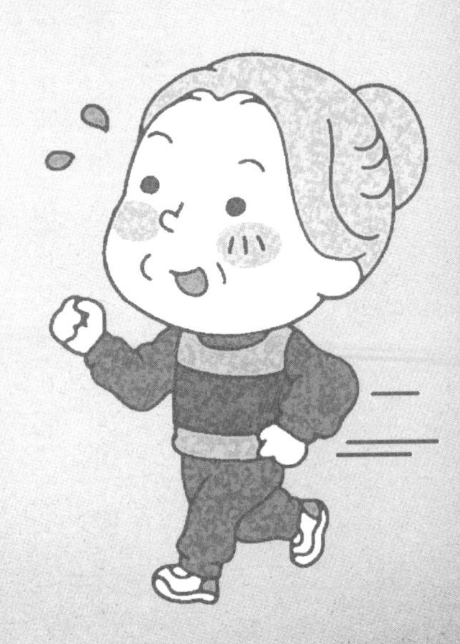

01 陽萎

病因

在有性欲要求時，陰莖不能勃起或勃起不堅，或雖然有勃起且有一定程度的硬度，但不能保持性交的足夠時間，因而妨礙性交或不能完成性交，這就是陽萎，學名是「勃起功能障礙」。

引起陽萎的原因很多，一是精神方面的因素，如夫妻間感情冷漠，或因某些原因產生緊張心情，而導致陽萎。如果性交次數過多，使勃起中樞經常處於緊張狀態，久而久之，也可能出現陽萎；二是生理方面的原因，如陰莖勃起中樞發生異常。一些重要器官如肝、腎、心、肺，患嚴重疾病時，尤其是長期患病，也可能會影響到性生理的精神控制。

而生理方面的原因，又可歸納為以下幾個方面：

❶ **泌尿生殖器畸形**：先天性陰莖彎曲、雙陰莖、小陰莖、陰莖陰囊移位、膀胱後翻、尿道裂、先天性睾丸缺失或發育不良，陰莖海綿體纖維疤痕形成、精索靜脈曲張等，可因畸形、彎曲、海綿體功能障礙等而不能勃起。

❷ **泌尿生殖器疾病：**泌尿生殖器慢性炎症繼發陽萎者較為常見，如睪丸炎、附睪炎、尿道炎、膀胱炎、前列腺炎等，其中以慢性前列腺炎出現陽萎者最為多見。泌尿生殖系統手術及某些損傷等，如前列腺增生、前列腺切除術及尿道斷裂、陰莖、睪丸損傷等，均可引起陽萎。慢性腎功能衰竭病人因睪丸萎縮及睪酮下降，亦常發生陽萎。

❸ **內分泌疾病：**陽萎因內分泌疾病引起者很多，主要見於糖尿病、下丘腦垂體異常及原發性性腺功能不全，其發生的原因主要與陰莖海綿體上的自主神經纖維病變、陰莖血管狹窄、內分泌異常及精神因素等有關。

❹ **神經精神疾病：**中風後遺症、顱腦損傷、腦癱、重症肌無力、晚期梅毒、脊髓損傷、截癱、多發性硬化症、腰椎間盤突出症、慢性酒精中毒等，均可導致陽萎。智力不全、精神分裂症、神經官能症、憂鬱症、癲癇等也可發生陽萎。

❺ **心血管疾病和藥物影響，也可導致陽萎的發生：**如抗高血壓藥、抗抑鬱藥及激素製劑等均有此作用。

症狀

陽萎分輕、中、重三種，患者可參考下列情況自我判斷陽萎程度。

- **輕度**：性要求基本正常；受到異性性刺激後能較快勃起；手淫可引起勃起；房事時陰莖能勃起但不能持久，或需用手幫助才能進入陰道；陰莖勃而不堅；性交頻率減少；性快感尚可以。
- **中度**：性要求減弱；刺激性敏感區後陰莖勃起反應慢；受到異性性刺激後不能立即勃起；透過手淫，陰莖勉強勃起；房事時陰莖經常不能勃起，或雖能勃起卻不能持久；房事時陰莖不能進入陰道；勃起角度不到九十度，且硬度極差；性交頻率明顯減少，性快感顯著減退。
- **重度**：性欲消失，無論刺激性敏感區，接受異性性刺激，還是手淫，陰莖均無勃起反應；房事時陰莖不能勃起，不能進入陰道；陰莖無勃起角度和硬度；性交活動基

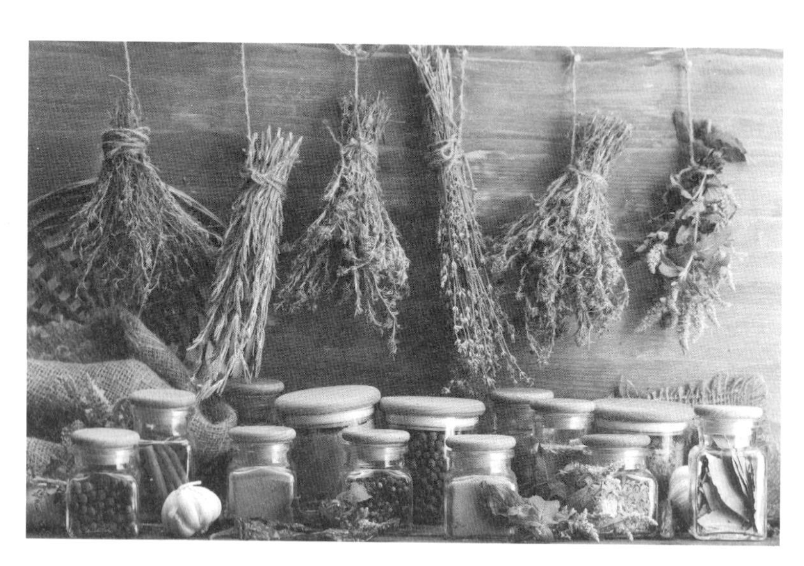

本停止，無性交快感。

由此可見，要判斷陽萎的程度，僅僅看是否能勃起，勃起後是否堅硬是遠遠不夠的，還應包括性欲、性反應和性快感等方面因素綜合起來考慮，這才比較全面。

阿嬤的祕方

鮮蝦二百五十公克，鮮嫩韭菜一百公克，醋適量，植物油、黃酒、醬油、生薑絲各少許。每日一劑，經常食用。

祕方解析

吃海鮮可助性，你一定也聽過吧？這個祕方就是根據這個理論而來的。先將蝦仁洗淨，再將有「壯陽草」之稱的韭菜洗淨切段備用。再用熱油鍋煸炒蝦仁，再放入醋等調味品，等蝦仁轉紅，就放入韭菜炒至嫩熟。

這道祕方最主要的功用就是補虛助陽，專門適用於陽萎、不育症、不孕症的輔助治療。另外，其他海鮮類食物亦有相同功效，變化著吃更好。若長期大量吃蝦，反而易引發過敏症。

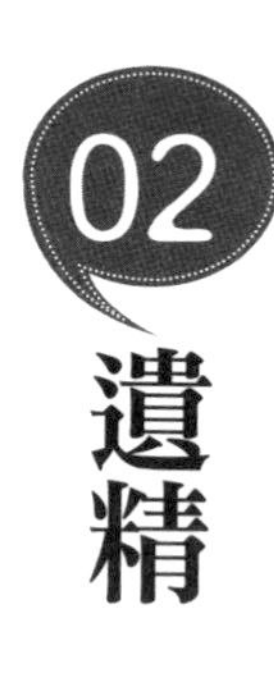

02 遺精

病因

遺精是一種生理現象，通常是指精液不因性交而自行洩出，中醫將精液自遺現象稱「遺精」或「失精」，多由腎虛精關不固，或心腎不交，或濕熱下注所致；西醫可見於包莖、包皮過長、尿道炎、前列腺疾患等。

總體來說，之所以會有遺精的現象發生，有六大原因：

❶ **心理因素**：由於對性知識的缺乏，對性問題思想過度集中，對性刺激易於接受，使大腦皮層持續存在性興奮，從而誘發遺精。

❷ **性刺激環境影響**：黃色書刊或電影等中的性刺激鏡頭刺激大腦，誘發遺精。

❸ **縱欲手淫**：房事縱欲，手淫頻繁射精，中樞呈病理性興奮而誘發遺精。

❹ **過度疲勞**：過度體力或腦力勞動，使身體疲憊，睡眠深沉，大腦皮質下中樞活動加強而致遺精。

❺ **炎症刺激**：外生殖器及附屬性腺炎症，如包皮龜頭炎、前列腺炎、精囊炎、附睾炎等

的刺激而發生遺精。

❻ **物理因素**：仰臥入睡，被褥溫暖沉重，刺激、壓迫外生殖器，或穿緊身衣褲，束縛擠壓勃起的陰莖，而誘發遺精。

症狀

❶ 非性交時發生精液外洩，一夜二至三次或每週兩次以上。

❷ 在清醒時精自滑出，伴精神萎靡、頭暈耳鳴、失眠多夢、神疲乏力、腰膝痠軟、記憶力減退等。

阿嬤的祕方

豬腰子一個，切開放入韭菜籽二錢，用線紮好蒸熟，再切碎加油鹽吃，一日一個，連吃四、五個腰子。

祕方解析

「吃腰補腰」和中國自古以來就流傳的「吃什麼補什麼」是同出一脈的觀念，而民間的觀念中，遺精就是腎弱，腎，就是腰子，所以要補腎就是吃豬腰囉！

將豬腰以鹽洗淨去腥後，切開放入韭菜籽，這兩種可壯陽、補腎的食材一起蒸好吃下，對遺精就有相當的治療效果。

03 早洩

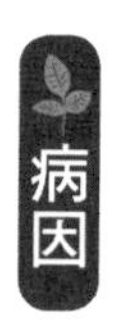

病因

早洩是指射精發生在陰莖進入陰道之前，或進入陰道中時間較短，在女性尚未達到性高潮，而男性的性交時間短於兩分鐘，提早射精而出現的性交不和諧障礙。一般男性，百分之三十均有此情況，問題雖小，卻會使性生活品質不高，也可能引起陽萎等其他性功能障礙。

導致早洩的原因，主要可分為心理和生理兩大部分：

❶ **精神因素**：過度興奮或緊張、過分疲勞、心情鬱悶，飲酒之後、夫妻關係不融洽等都是誘發早洩的因素。

❷ **器質性疾病**：外生殖器先天畸形、包莖、龜頭或包皮的炎症、尿道炎、陰莖炎、多發性硬化、脊髓腫瘤、腦血管意外、附睾炎、慢性前列腺炎等，都可能反射性地影響脊髓中樞，引起早洩。

此外，某種全身疾病、體質衰弱，也可使性功能失調，出現早洩。

症狀

❶習慣性早洩，是指成年以後性交一貫早洩者，這種人的性生理功能正常，陰莖勃起有力。症狀有性欲旺盛，但由於心急如焚而導致早洩，大多見於青壯年人。

❷老年性早洩，是由性功能減退引起的；中年以後或老年人逐漸發生的射精時間提前，常伴有性欲減退與陰莖勃起無力。

❸偶見早洩，大多在身心疲憊、情緒波動時發生。原本無早洩，在某種精神或軀體的應激情況之後發生急性的早洩，常伴有勃起乏力。

阿嬤的祕方

人參十五公克、茶葉五公克，以水煎服，日服一劑，分兩次服用。

祕方解析

早洩的原因很多，病理性的當然還是需要求助醫師，但若只是因為腎陽不足，那麼這個祕方就很適合使用了。

人參補氣，對因為腎虛而導致早洩的人來說，人參是不二選擇，以人參泡茶來喝，不但可行氣、補氣，也可提升腎氣，就能解決早洩的狀況。

04 前列腺炎

病因

前列腺炎可分為非特異性細菌性前列腺炎、特異性細菌性前列腺炎（又稱前列腺病）、特異性前列腺炎（由淋球菌、結核菌、真菌、寄生蟲等引起）、非特異性肉芽腫性前列腺炎、其他病原體（如病毒、支原體、衣原體等）引起的前列腺炎、前列腺充血和前列腺痛。

❶**急性細菌性前列腺炎**：由細菌感染引起，起病急、病情重。

❷**慢性細菌性前列腺炎**：也是由細菌感染引起，百分之八十五由大腸桿菌引起，病程長，病情反覆。

❸**慢性非細菌性前列腺炎**：可能由支原體、衣原體感染有關，病程較長，治療有一定難度。

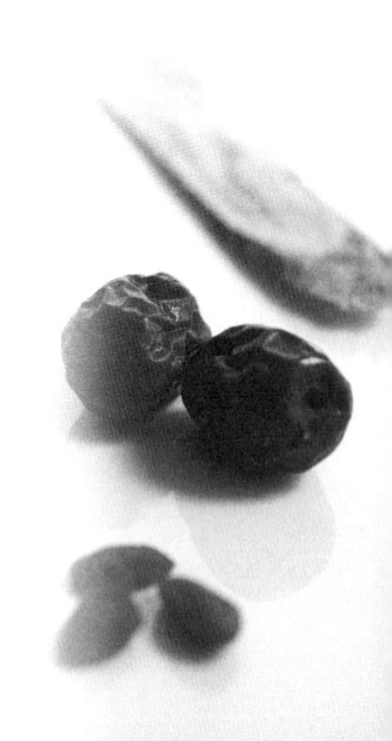

症狀

慢性前列腺炎的症狀很多樣，有的人幾乎全無症狀；有的人則渾身不適。常見的症狀大致有以下幾個方面：

❶ **排尿不適**：可出現膀胱刺激症，如尿頻、排尿時尿道灼熱、疼痛，並放射到陰莖前端。清晨尿道口有黏液等分泌物，還可能出現排尿困難。

❷ **局部症狀**：後尿道、會陰和肛門處墜脹不適感，下蹲、大便及長時間坐在椅凳上脹痛加重。

❸ **放射性疼痛**：慢性前列腺炎的疼痛並不局限在尿道和會陰，還會向其附近放射，以下腰痛最為多見。

❹ **性功能障礙**：慢性前列腺炎可引起性欲減退和射精痛、射精過早症，並影響精液品質，在排尿後或大便時，還可能出現尿道口流白，合併精囊炎時可出現血精。

❺ **其他症狀**：慢性前列腺炎可合併神經衰弱症，表現出乏力、頭暈、失眠等；長期持久的前列腺炎症，甚至引起身體的變態反應，出現結膜炎、關節炎等病變。

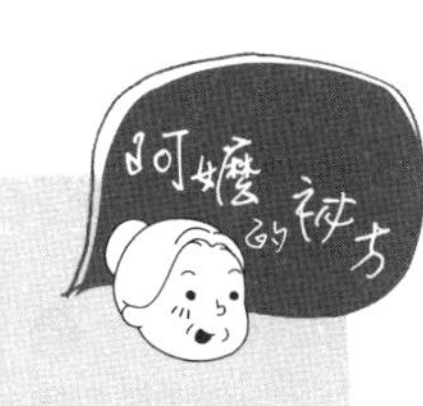

金銀花六十公克、野菊花三十公克、生甘草二十公克，以清水煎湯內服，隨意代茶飲用（限當天服完）。服藥期間，禁菸、酒及辛辣食物。

祕方解析

用金銀花和菊花製成的「銀菊飲」當茶喝，不但退火、消炎，還有抗菌、止痛的效果。因為金銀花中含有木犀草素、肌醇、皂苷、鞣質等，能促進淋巴細胞的轉化，而淋巴細胞轉化率可反映細胞免疫功能，即提高機體免疫力。金銀花還能增強白血球的吞噬功能，從另一個角度來提高免疫功能。金銀花還能促進腎上腺皮質激素的釋放，對急性炎症有明顯的抑制作用。

05 前列腺肥大

病因

前列腺肥大，又稱「良性前列腺增生症」，是一種前列腺明顯增大而影響老年男性健康的常見病。

前列腺肥大與內分泌系統有關，主要是因為前列腺內層尿道腺和尿道下腺上皮細胞及基質增生、腺泡囊性擴張、結締組織及平滑肌節樣增生所致。

前列腺肥大症患者在生活中要注意：

❶不吃辛辣刺激性食物，不飲酒。

❷多吃新鮮水果、蔬菜、粗糧及大豆製品，適量食用牛肉、雞蛋。

❸不宜吃燥熱性食物。

❹不能因尿頻而減少飲水量，也不能忍尿不排，多飲水（少量多次）可稀釋尿液，防止引起泌尿系統感染及形成膀胱結石。

此外，飲水應以涼開水為佳，少飲濃茶，並保持心情舒暢，積極參加有益於身心健康的體育活動。

規律的生活、均衡的營養、避免吃燥熱性食物，可讓我們的內分泌系統正常運作，自然可遠離前列腺肥大的病症。

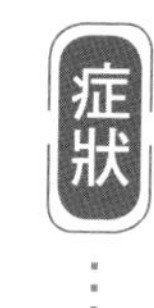

前列腺肥大是老年男性的常見疾病，雖然它發展的病程有一段時間，但初期的症狀並不明顯，若不仔細，易因為忽略而造成不可收拾的後果。那麼，當前列腺肥大到底有哪些早期信號呢？

❶**尿頻**：尿頻是前列腺肥大早期的一個主要症狀，尤其是夜尿增多，有人甚至可每夜排尿二至五次或更多，因為前列腺增生引起後尿道梗塞，妨礙正常的排尿，使每次排尿都不能將膀胱裡的尿液完全排乾淨，總有一小部分尿液殘留在膀胱裡，這樣，就縮小了膀胱的容量。所以，前一次小便後，過不了多久又會有便意，結果引起排尿頻繁。

❷**排尿費力**：前列腺肥大早期的另一症狀，是排尿費力，特別是剛排尿時要花上好大工夫才能排出且排出的尿流很細，尿流向外噴射的距離也很短；有些人在排尿時，由於憋氣時間太長，而需要呼氣時，尿流即隨腹部壓力減低而中斷，需再次努力才能使尿繼續排出，因而有間歇性排尿現象。

③**血尿**：前列腺肥大早期發生的血尿現象，是由於增生的前列腺是充血狀態的，當使勁排尿時，造成表面血管的破裂而出血。

④**性欲亢進**：前列腺肥大的早期，有些人的性欲會反常的強烈，這是前列腺增生，使前列腺功能紊亂，回饋性地引起睪丸功能一時性加強的緣故。

所以，老年男性一旦出現前面所說的這些信號後，應趕快到醫院及早診治，同時，要避免飲酒及進食刺激性食物，防止受涼感冒，並減少房事，以免病情加重。

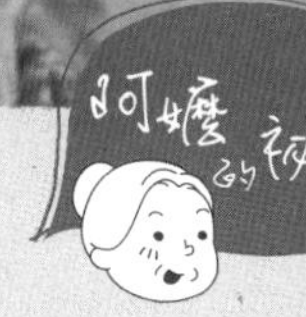

冬瓜籽三十公克、黑木耳十五公克、秦皮十五公克，以水煎服，每天兩次。

祕方解析

冬瓜籽含有多種微量元素及礦物質；秦皮有利尿作用；黑木耳則有提升免疫力的作用。三者合一，對因內分泌異常所引發的前列腺肥大有很好的緩解作用。在這則祕方中，最值得一提的是秦皮，一般生於山坡或叢林中，落葉喬木，味苦，大多被拿來治療眼疾，但因為它特別有利尿的功能，而前列腺肥大的人，大多有排尿的困難，因此，特別加入秦皮，使其效用更大。

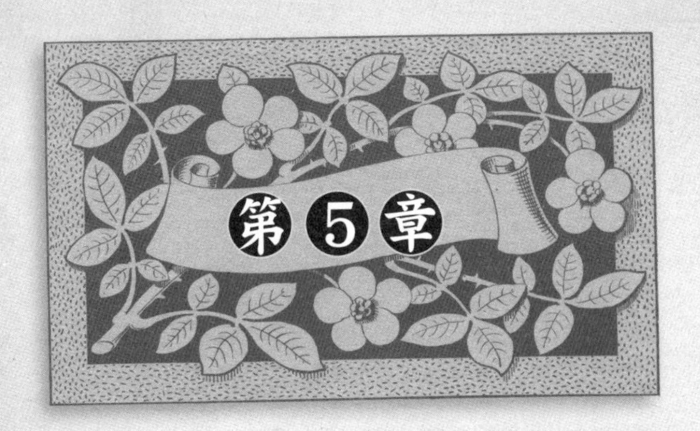

眼·耳·鼻·喉保健方

牙痛／結膜炎／老花眼／針眼
白內障（晶狀渾濁使視力下降）
青光眼／中耳炎（耳內長期流水・流膿・脹痛）／口瘡／咽喉痛
口臭／鼻炎／流鼻血／感冒／頭痛（各種頭痛均可）／頭暈（頭昏眼花・暈眩）／失眠／哮喘／打鼾

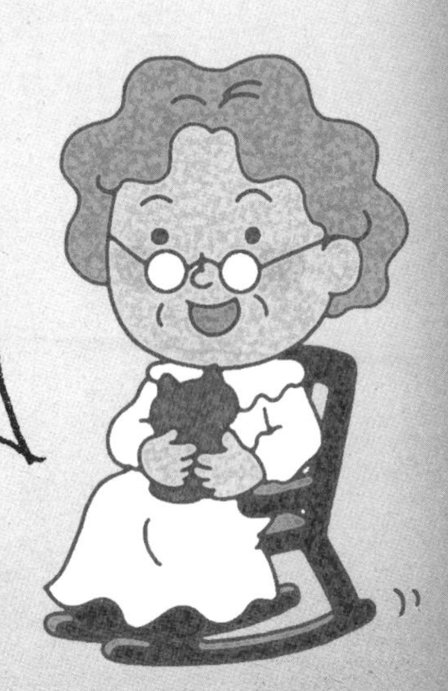

01 牙痛

病因

牙痛是口腔疾患中常見的症狀之一，一般有以下幾種原因會讓牙齒產生痛感：

❶ **齲齒**：即蛀牙。初齲一般無症狀，如齲洞變大而深時，出現進食時牙痛，吃甜食或過冷、過熱的食物時疼痛加重。

❷ **牙髓炎**：多是由於深齲未補以致牙髓感染所造成，有時也會因為化學藥物或溫度刺激所引起，這種疼痛是自發性的，為陣發性劇痛，可因冷、熱刺激和叩擊而痛。

❸ **牙根尖周炎**：多由牙髓炎擴散到根管口，致根尖周圍組織發炎。

❹ **牙外傷**：如意外摔倒、碰傷，或吃飯時咬到砂粒等致牙折或牙裂開，而引起牙痛。

❺ **智齒冠周炎**：智齒長不出來，加上口腔衛生不良，引起牙冠周圍組織發炎、腫痛。此外，患有流感、三叉神經痛、頜骨囊腫或腫瘤、高血壓、心臟病者，有時也會引起牙痛。

症狀

大分類是兩種：「原發性牙痛」和「併發性牙痛」。

原發性牙痛是由牙齒和牙齦本身的直接原因造成的，分為：

❶ **蛀牙引起的牙疼**：發作起來是鑽骨般的痛，晚上比白天痛，躺著比坐著痛。

❷ **牙周炎引起的牙痛**：在咬食的過程會加劇疼痛，但不會出現牙齦紅腫的現象。

併發性牙痛主要是神經性的牙痛，這種牙痛跟牙齦和牙齒都沒有直接關係，多是身體的其他原因引發了牙神經亢奮，而引起的牙根痛。如熬夜或其他五官的病變及頭痛等原因，都有可能引起這類牙痛。

併發性牙痛一般多發於成年人或中老年人，是一種神經放射性的痠痛和隱痛，這時牙齒明顯有鬆動，這種痛楚持續時間不會很久，一般二至三天之後就逐漸緩解消失了。

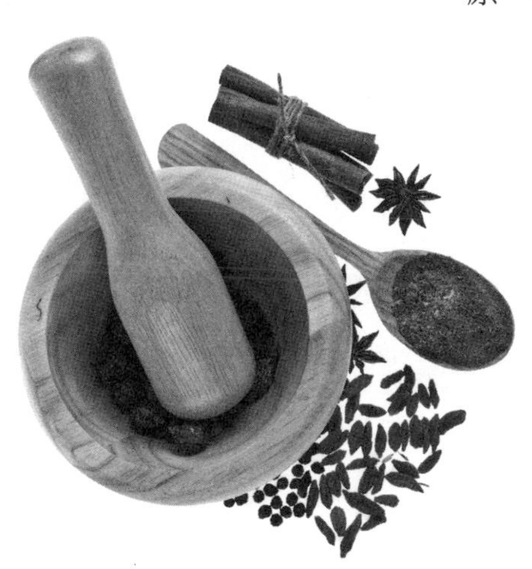

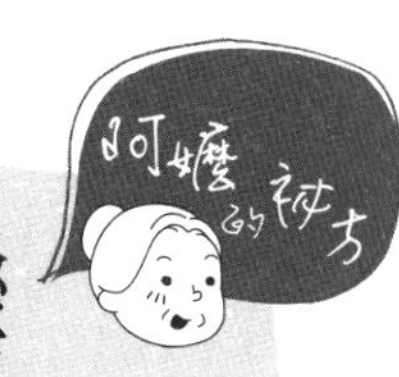

花椒十粒、白酒一兩，將花椒浸在酒內，十分鐘後用酒口含，幾分鐘即見效，一日兩次，每次十分鐘，三至四天可痊癒。

祕方解析

一直以來，酒就是最好的麻醉劑，因為它可麻痺神經，暫時失去知覺，而這知覺當然包含了「痛覺」。

至於花椒，除了可當調味料以外，還具有促進唾液分泌、增加食欲、使血管擴張從而起到降低血壓等作用。服花椒水能去除寄生蟲、細菌，還有芳香健胃、溫中散寒、除濕止痛、殺蟲解毒、止癢解腥的功效。

另外，也可用食鹽代替牙膏刷牙，每餐後就刷牙；咬較硬的食物磨練牙齒及牙床，二至三天後，即可止牙痛。

你也可以這樣做

合谷穴（張開五指，當拇指和食指位於四十五度角時，在其骨骼延長角處）、少商穴（拇指末節橈側，距離指甲邊緣○．一寸處）、陽谿穴（將大拇指稍用力翹起，拇指背後會有兩根感覺明顯的肌腱隨之鼓起，兩肌腱間凹陷的地方就是）。當牙痛發作時，可針對以上三穴位進行按壓。

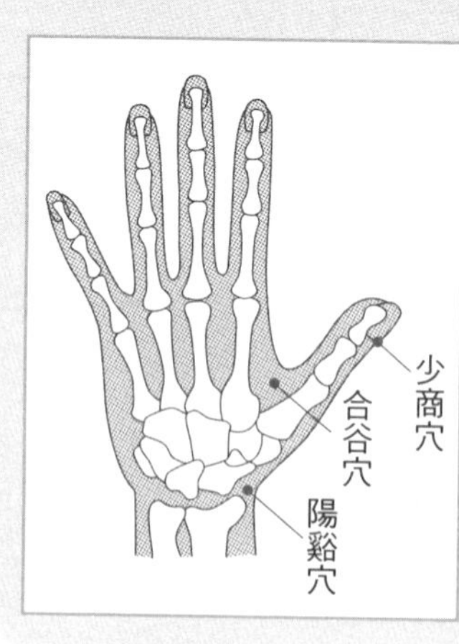

02 結膜炎

病因

結膜是覆蓋在眼瞼內面，眼球前部眼白表面的一層透明薄膜，結膜炎就是發生在結膜的炎症或感染症狀，當結膜受到各種刺激後，將出現水腫、眼紅，因此結膜炎又稱為「紅眼病」。

結膜炎是眼科的常見病，其發病率目前尚未確定，但大致可分為：

❶ **外源性**：由於結膜外露，所以易受外界各種微生物、風塵、理化毒物等的刺激而產生炎症。

❷ **內源性**：致病菌透過血行或淋巴使結膜感染，或對全身他處感染物發生過敏反應。炎症也可由鄰近組織直接蔓延而來。

結膜炎根據其病因分為細菌性、病毒性、衣原體性、黴菌性、變態反應性等，其共同的臨床表現為突發結膜充血、燒灼感、癢、分泌物多，一般視力不受影響，檢查時可發現眼瞼紅腫、瞼結膜充血、乳頭濾泡增生、球結膜周邊性充血，有時水腫及結膜下出血，結膜囊內有分泌物，要確定病源須作分泌物塗片，進行細菌和細胞學檢查。

雖然結膜炎本身對視力影響一般並不嚴重，但當其炎症波及角膜或引起併發症時，會導致視力的損害，所以還是小心為要。

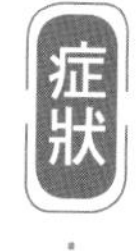

症狀

❶ 眼紅。
❷ 眼瞼紅腫。
❸ 眼癢、眼燒灼感。
❹ 流淚或溢淚。
❺ 晨起時眼睛分泌物多而難以睜眼。

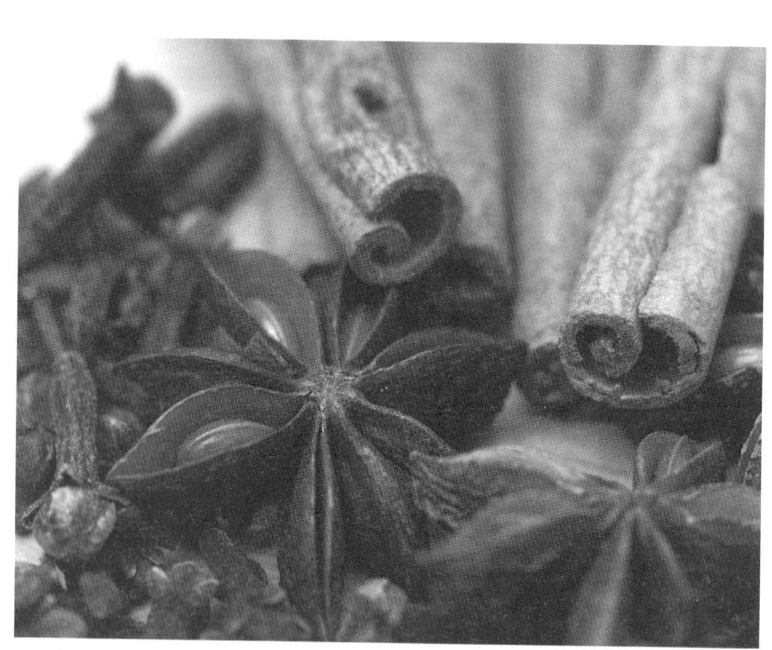

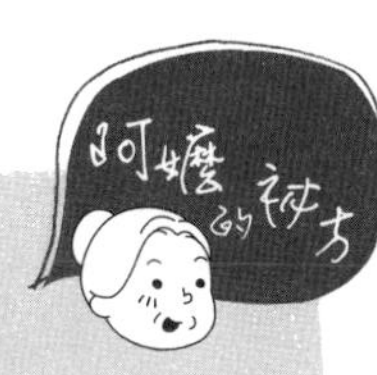

以綠茶水每日洗眼三至五次，一般二至三天有消炎、抗菌之功效。忌吃酒、辣物。

祕方解析

幾乎每個人都得過結膜炎，但多數人對這種病卻都掉以輕心，有些人甚至還會去藥房買個眼藥水或眼藥膏來自行治療。其實，這都是不對的行為，畢竟眼睛是靈魂之窗，如果不小心處理，萬一不幸因此而失去視力，豈不是得不償失？

也因為這樣，這裡所介紹的祕方，主要是針對初期且尚不嚴重的結膜炎，其中有殺菌功能的綠茶就是唯一的主角，以綠茶水來清洗眼睛，就能將侵入眼睛的細菌殺死，消除結膜炎。

03 老花眼

病因

所謂「老花眼」，是指上了年紀的人，逐漸產生近距離閱讀或工作困難的情況。這是人體機能老化的一種現象，絕大多數發生在四十至四十五歲之時，由於晶狀體硬化、彈性減弱、睫狀肌收縮能力降低，而致調節減退、近點遠移，所以在看近距離的東西時，就會產生看不清楚的現象，是身體衰老的一種信號。

引起老花眼的原因，是眼內「過氧化脂質」的堆積過多，而這過多的「過氧化脂質」正是引起老花眼、白內障和心腦血管等方面疾病的元凶。然而，雖然老花眼是老化的一種正常現象，卻不是必然的現象，只要及時治療，還是可以避免的。

症狀

近距離閱讀模糊、疲勞、痠脹、多淚、畏光、乾澀及伴生頭痛等症狀。

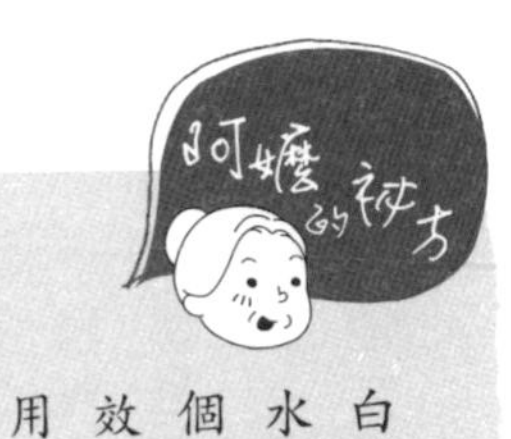

白菊花二錢、枸杞二錢，每日用開水泡飲（一劑可泡三遍），連飲半個月至一個月，有清水明目之功效。忌吃辣物，海帶可少量偶爾食用。

祕方解析

相信很多人都知道枸杞有明目的功效，不管近視也好，老花也好，甚至想要眼睛明亮水汪汪，枸杞都是最大的功臣，但這味祕方裡除了枸杞外，還加上了白菊花，這兩味藥材在中藥上是經常被配成對的，因為白菊花也有明目的功用，尤其是對近視眼更有奇效。還有一點值得一提，那就是白菊花泡出來的茶，茶香清幽，十分怡人呢！

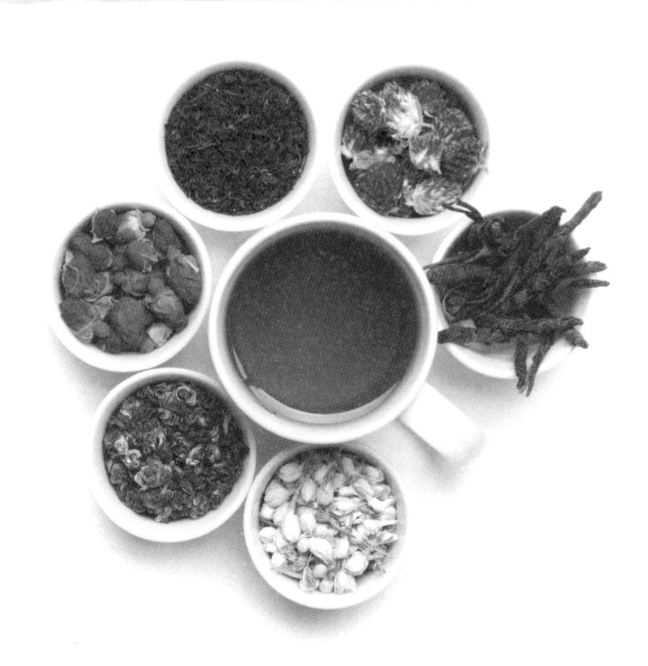

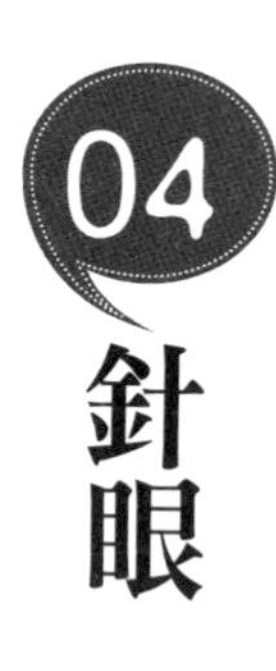

04 針眼

病因

針眼在醫學上叫「麥粒腫」，又叫「眼瞼炎」，是睫毛毛囊附近的皮脂腺或瞼板腺的急性炎症，相當於皮膚的癤腫，是眼科疾病裡較常見的症狀之一，一年四季都有發病的可能，尤其是兒童和少年的發病率偏高，大多是因吃太多辛辣和煎炸的食物，導致脾胃積熱，又因風熱毒邪侵犯，結聚於胞瞼而發。

麥粒腫又有內、外兩種：

❶ **外麥粒腫**：是指睫毛根部的皮脂腺或毛囊的急性炎症。

❷ **內麥粒腫**：是指眼瞼裡的瞼板腺的急性化膿性炎症。

誘發針眼的原因最主要有以下四個：

❶ 眼睛過度勞累，使眼睛四周的眼輪肌收縮，而把腺體開口堵塞。

❷ 用不乾淨的手去揉擦眼睛，使細菌自腺體開口處跑進去。

❸ 與食物有關的過敏，如有些人嗜食海鮮、巧克力等等。

❹如果反覆發作麥粒腫，要注意全身檢查有無糖尿病。

症狀

❶**外麥粒腫：**眼瞼局限性紅腫、疼痛、局部有小硬結，並有壓痛。嚴重時，整個眼瞼紅腫，患側耳前淋巴結腫大、壓痛。數日後，毛囊根部出現黃色膿點，不久潰破排膿，症狀消失而痊癒。

❷**內麥粒腫：**因炎症位於較堅實的瞼板組織內，故疼痛較劇，炎症持續的時間也較長，數日後在瞼結合膜面出現黃色膿點，最後潰破瞼結合膜排膿，炎症逐漸消失而痊癒。

阿嬤的祕方

野菊花三十公克、紅花十公克，以水煎服，每天一至兩次。

祕方解析

清熱解毒加消腫是野菊花的主要功效，針眼的形成主要就是細菌的感染，因此用野菊花是再適合不過了。至於紅花，在中醫學上，它本來就是用來治療瘡瘍腫痛的，兩種搭配起來，效果自然所向無敵。不過，之前我們也說過，紅花因為有很好的活血效果，所以孕婦在使用上就要格外的小心。

05 白內障（晶狀渾濁使視力下降）

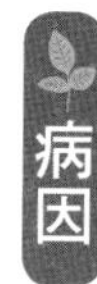

病因

「晶狀體混濁」稱為白內障。

老化、遺傳、代謝異常、外傷、輻射、中毒和局部營養不良等，均可引起晶狀體囊膜損傷，使其滲透性增加，喪失屏障作用，或導致晶狀體代謝紊亂，使晶狀體蛋白發生變性，形成混濁。病因可分先天性和後天性兩種。

❶ **先天性白內障**：出生前後就已存在，屬於遺傳性疾病，分成內生性與外生性兩種。內生性者與胎兒發育障礙有關，外生性者則是母體或胎兒的某些病變，對晶狀體造成損害所造成的。

❷ **後天性白內障**：出生後因全身疾病或局部眼病、營養代謝異常、中毒、變性及外傷等原因所致的晶狀體混濁，又分為六種：

①老年性白內障：最為常見，且以四十歲以上者最常發病，主要是因代謝緩慢發生退行性病變。

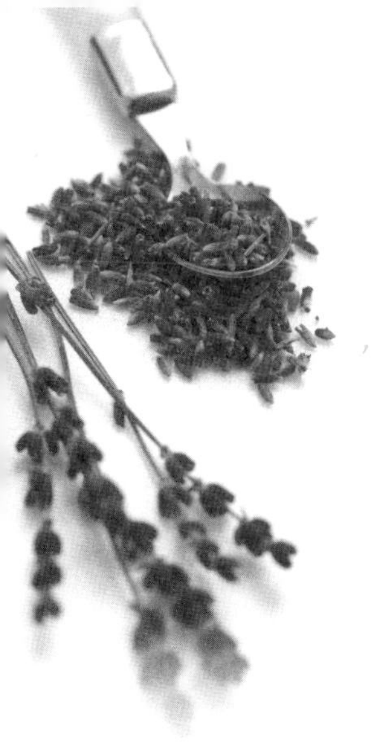

②併發性白內障（併發於其他眼病）。
③外傷性白內障。
④代謝性白內障（因內分泌功能不全所致，如糖尿病性白內障）。
⑤放射性白內障（與X射線、β射線、γ射線等有關）。
⑥藥物及中毒性白內障。

白內障的主要症狀是視力障礙，嚴重者會導致全盲。

症狀

白內障的主要症狀是視力減退、看東西日漸模糊，由於白內障部位及程度的不同，對視力的影響也不同，若白內障長在晶狀體的周邊部，視力可不受影響；若混濁位於晶狀體的中央，輕者視力減退，重者視力可能只看見手動或光感，一般情況下白內障眼無紅痛症狀。

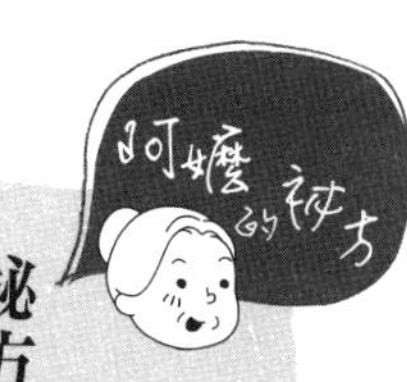

枸杞二十公克、龍眼肉二十枚，以水煎煮服食，連續服用有效。

祕方解析

這道祕方的主要功效就是益精養血，滋補明目。

因為枸杞富含β胡蘿蔔素、維生素及鈣、磷、鐵等；龍眼肉亦富含維生素B_2、維生素C及蛋白質，這兩味藥材都具有明目的功能，自然對眼睛十分有益。平日注意均衡、完整地攝取營養，不偏食，更有益於康復。

其實，不只是白內障的病患，只要你想要保護眼睛，不想太早退化、近視、老花，平時就可多飲用。唯一要提醒大家的是，龍眼是屬於熱性的食物，所以，如果平時就易生瘡、長痘痘的人，還是需要適量的調整。

你也可以這樣做

可以按壓商陽穴（在食指末節，取穴方法是食指末節靠近大拇指一側，距離指甲大約〇．一寸的位置）及養老穴（取穴方法是尺骨靠手腕一頭盡端靠近大拇指一側處）。應用點壓的方式，點壓兩穴位各兩百次。

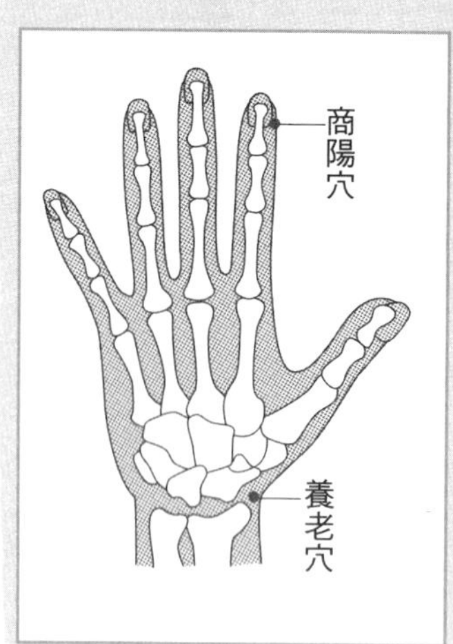

06 青光眼

病因

青光眼是一種隨時可能導致失明的病症，有人是雙眼同時病變，則有人可能是從單眼開始，逐漸變成雙眼失明，它發病迅速、危害性大，治療上也有相當的難度。

青光眼最大的特徵，就是眼內壓間斷或持續性升高的水準超過眼球所能耐受的程度，而給眼球各部分組織和視功能帶來損害，導致視神經萎縮、視野縮小、視力減退，甚至失明，而造成青光眼的主要原因有三個：

❶ **原發性青光眼**：又分為「閉角型」和「開角型」兩類。閉角型和眼球的某些解剖變異有關，開角型可能和血管神經功能紊亂、遺傳、免疫等因素有關，然而，確切的病因尚不十分瞭解。

❷ **閉角型青光眼**：較常見於四十歲以上的女性，常伴有遠視。主要的病因是前房角被虹膜堵住，房水出路被阻斷，眼壓升高所造成。

❸ **開角型青光眼**：眼壓雖升高，但前房角仍是開放寬暢，所以稱開角型。

❹**繼發性青光眼**：凡因眼部其他疾病引起的高眼壓狀態，即稱為繼發性青光眼。

❺**先天性青光眼**：先天性青光眼通常是天生的，大多與遺傳或先天病變有關。

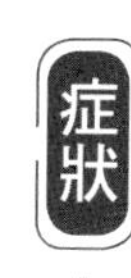

❶**急性閉角型青光眼**：發病快，會有頭部劇痛、眼球充血、視力驟降等症狀，且在看日光燈時，白光的燈周圍會出現彩色暈輪或像雨後彩虹的「虹視」現象。

❷**亞急性閉角型青光眼**：有些人只有傍晚的時候視力下降、眼球輕微充血等輕度不適，甚至有些人一點症狀都沒有，但如果沒有及時診治，就會慢慢的惡化。

❸**慢性閉角型青光眼**：自覺症狀不明顯，發作時會有輕度眼脹、頭痛、閱讀困難，且常有虹視。

❹**原發性開角型青光眼**：早期並無任何症狀，當出現輕度眼脹、視力疲勞和頭痛時，就表示病況在惡化了。初期的視力不會受到影響，但視野會逐漸縮小，晚期視野縮小呈管狀時，就開始出現行動不便和夜盲等現象。

❺**先天性青光眼**：三歲以前發病的小孩，會出現怕光、溢淚、眼瞼痙攣等症狀；三歲以後發病的小孩，症狀則是進行性近視。

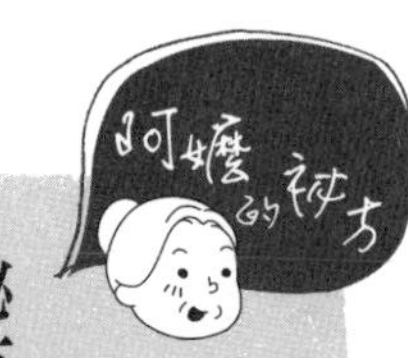

桂圓肉二十公克、紅棗二十枚，每日吃一劑，連吃半月，能使眼內輕鬆，眼睛清明。

祕方解析

桂圓肉加紅棗煮成桂圓紅棗湯，不但很香、很好喝以外，對治療青光眼，也有奇效。

桂圓，也就是龍眼，去籽留肉，因為它含有對眼睛十分重要的維生素B_2，所以常被用在作為增進視力的藥膳。這裡再加上了紅棗，紅棗除了可補氣外，最主要的是可保肝，保肝自然可明目，不是有個廣告這麼說：「肝好了，眼睛自然就亮了。」就是這個道理。

要注意飲食營養需完整，鹼性蔬果多吃些，以保持弱鹼性體質，效果更佳。

07 中耳炎（耳內長期流水・流膿・脹痛）

病因

中耳炎是發生在中耳（包括咽鼓管、鼓室、鼓竇及乳突氣房）全部或部分結構的炎性病變，大多數會發生在兒童時期，可分為「非化膿性」及「化膿性」兩大類。

非化膿性者包括分泌性中耳炎、氣壓損傷性中耳炎；化膿性者有急性和慢性之分；特異性炎症較少見，如結核性中耳炎等。常見有分泌性中耳炎、急性化膿性中耳炎及膽脂瘤型中耳炎和氣壓損傷性中耳炎。

以下是幾個可能引發中耳炎的因素：

❶ **擤鼻涕太用力**：有些人擤鼻涕時用兩手指捏住兩側鼻翼，用力將鼻涕擤出。這種擤鼻涕的方法十分危險，因為鼻涕中含有大量的病毒和細菌，當我們將鼻孔兩側捏住用力擤，壓力會迫使鼻涕向鼻後孔擠出，到達咽鼓管就易引發中耳炎。

❷ **水不慎進入耳朵**：如游泳或洗澡時，一不小心水沖入了耳朵裡，就易引發中耳炎。

❸ **吸菸引起**：吸菸不僅易致癌，還有可能引起全身性的動脈硬化，尤其是其中的尼古

丁，會使小血管痙攣、黏度增加，給內耳供應血液的微動脈發生硬化，造成內耳供血不足，嚴重影響聽力。

❹ **長期聽噪音或過大的音量**：長時間以耳機聽搖滾類的大分貝音樂，如果時間較長的話，也易引起慢性中耳炎，對耳朵造成組織性的損傷，嚴重時聽力下降及其他一些併發症狀，如中耳炎等。

此外，如嬰幼兒仰臥位吃奶，由於幼兒的咽鼓管比較平直，且管腔較短，內徑較寬，奶汁可經咽鼓管嗆入中耳引發中耳炎。因此，母親給孩子餵奶時應取坐位，把嬰兒抱起呈斜位，頭部豎直吸吮奶汁。

一般來說，中耳炎大致可分成：慢性中耳炎、急性非化膿性中耳炎、急性化膿性中耳炎、慢性化膿性中耳炎、骨瘍型中耳炎、膽脂瘤型中耳炎、航空性中耳炎、急性中耳炎、黏連性中耳炎、漿液性中耳炎十種。

症狀

中耳炎的主要症狀是耳內有悶脹感或堵塞感、聽力減退及耳鳴等，有些人還會有輕微的耳內疼痛，如果發生在兒童身上，則會出現聽話遲鈍或注意力不集中等症狀。此外，隨著病情的加重，還會出現以下幾個較為明顯的症狀：

❶**聽力減退**：小孩常對聲音反應遲鈍，注意力不集中，如果只是一耳患病，較不易被覺察。

❷**耳痛**：急性者有隱隱耳痛，常伴有耳內閉塞或悶脹感，按壓耳屏後可暫時減輕。

❸**耳鳴**：當頭部運動或打呵欠、擤鼻涕時，耳內會出現氣過水聲。

阿嬤的祕方

金蓮花九公克、菊花九公克、生甘草三公克，以水煎服。

祕方解析

金蓮花可抑菌，經常被中醫用來治療中耳炎；菊花可解毒；生甘草則能夠調和藥性，也能夠解毒去熱。這道祕方不但對引發中耳炎的細菌有制菌作用，還可以防止因感染而引起的高燒，是一道安全又好喝的藥方。

但治療中耳炎當然還是以醫師的診斷和治療為主，雖然民間的祕方還真不少，但中耳炎的起因和細菌脫不了關係，因此，盡量不要將不明的東西再放入耳內，以免引起更嚴重的發炎。

08 口瘡

病因

口瘡是發生在口腔黏膜上的表淺性潰瘍，一般一至兩個星期就會自己痊癒，但也有人會反覆的發生，成為「復發性口腔潰瘍」，這大多是因為免疫系統不正常所引起。當然，也有些人是遺傳的關係，或因疾病所引起的。

❶ **免疫缺陷**：有些人因為自身組織抗原產生了免疫反映，引起組織破壞而發病。

❷ **家族遺傳**：復發性口腔潰瘍的發病，有明顯的家族遺傳傾向，若父母一方或多方患有復發性口腔潰瘍，則他們的子女就比一般人更易患病。

❸ **疾病引起**：像是消化系統疾病，如胃潰瘍、十二指腸潰瘍、慢性或遷延性肝炎，結腸炎等，及貧血、偏食、消化不良、腹瀉、發熱、睡眠不足、過度疲勞、精神緊張、工作壓力大、月經週期改變等，均會造成免疫功能紊亂，導致復發性口腔潰瘍的頻繁發作。

症狀

❶ **輕型口瘡**：一般無全身症狀。一開始時，病變處敏感或出現針尖樣大小或稍大的充血區，很快的就會形成直徑在二至四釐米（mm）左右，圓形或橢圓形，邊界清晰的淺小潰瘍，大約有二至三個。在接觸食物時，會有劇烈疼痛。

❷ **皰疹樣口瘡**：亦稱「口炎型口瘡」。潰瘍小，但數量多、分布廣，黏膜充血明顯。有劇烈疼痛及伴有頭痛、發熱、局部淋巴結腫大等症狀。

❸ **腺周口瘡**：又稱作「復發性壞死性黏膜腺周圍炎」或「巨型口瘡」，是最嚴重的一種。潰瘍好發於唇內側及口角區黏膜，初期和輕型口瘡相同，但會越來越大，並向深層發展至黏膜腺。局部有劇烈疼痛及局部淋巴結腫大、發熱等全身症狀。

❹ **白塞症候群**（Behcet syndrome，亦稱「眼、口、生殖器三聯症」）：口腔損害為輕型口瘡或皰疹樣口瘡表現，亦可發生腺周口瘡。眼部損害出現較晚，表現為結膜炎、角膜炎、虹膜睫狀體炎伴前房積膿、視網膜脈絡膜炎等，重者可致失明；生殖器處病變，女性在大、小陰唇及陰道，男性在龜頭、陰莖或陰囊處出現數目不等的潰瘍；皮膚可表現為毛囊炎、結節性紅斑、痤瘡等，以無菌針頭刺入皮膚後二十四至四十八小時內，常出現丘疹或膿皰。

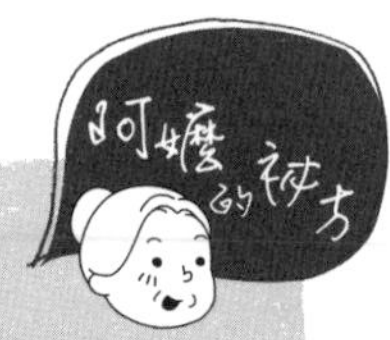

白醋、蒸餾水等量攪勻，塗患處，一日五次，連用二至三天，可消炎止痛，效果極佳。

祕方解析

醋本身就有殺菌的能力，且還有消除疲勞的功能，對因免疫力低下而引起的口瘡來說，最簡單的處理方式，就是用醋來做初步的治療，但這裡要特別注意的是，這道祕方並不是每個人都適用，對醋過敏者及低血壓者最好不要使用，這因醋會導致身體出現過敏，而發生皮疹、瘙癢、水腫、哮喘等症狀，若沒有特別注意，反而會使得口瘡更加嚴重。

09 咽喉痛

病因

咽喉痛就是我們常說的喉嚨痛，是一種十分常見的病症，最常發生在比較寒冷或天氣變化較大的季節，像是感冒、扁桃腺炎、鼻竇炎、百日咳、咽喉炎及病毒感染，通常都會引起咽喉痛。

此外，任何刺激喉嚨及口腔黏膜的物質也有可能引起咽喉痛，包括病毒、細菌感染、過敏反應、灰塵、香菸、廢氣、熱飲料或食物，牙齒或牙齦感染有時也會累及咽喉，慢性咳嗽、極乾燥的環境、胃酸反流及說話聲音過大，同樣也會刺激喉嚨，聲音嘶啞是常見的副作用。

多數急性咽喉痛會在數天至數週內自動消失；但如果疼痛持續存在或在幾天內加重，則需要看醫生，如果長期不加以治療，極可能導致風濕熱，危害心臟和腎臟。

會引起咽喉痛的主因大致可分成以下四種：

❶ **急性咽炎**：主要原因是溶血性鏈球菌、肺炎雙球菌或病毒感染。急性咽炎有時為急性

上呼吸道感染的一部分，與急性扁桃體炎、急性鼻炎、急性喉炎同時存在。有時急性咽炎是某些急性傳染病的前驅症狀，如麻疹、百日咳、猩紅熱等。

❷ **急性扁桃體炎**：急性扁桃體炎是一種常見病。主要病因為乙型溶血性鏈球菌或其他葡萄球菌或肺炎雙球菌的感染。

❸ **扁桃體周圍膿腫**：扁桃體周圍膿腫大多數繼發於急性扁桃體炎，尤其是多見於慢性扁桃體炎反覆發作者。

❹ **急性喉炎**：急性喉炎是喉黏膜的急性炎症，為常見呼吸道急性感染性疾患之一。

症狀……

❶ **急性咽炎**：主要的症狀是咽部乾燥、灼熱感和經微疼痛、隨後疼痛加劇，吞嚥時疼痛加重，常伴有全身不適、惡寒、發熱、頭痛和四肢痠痛。

❷ **急性扁桃體炎**：急性扁桃體炎的症狀輕重不一，全身不適、惡寒、發熱、頭痛、四肢痠痛、咽痛、下頜淋巴結腫痛。

❸ **扁桃體周圍膿腫**：症狀與急性扁桃體炎相似，但較嚴重。咽痛限於一側，吞嚥時疼痛加重，且患病的人頭部都會偏向患側，頸部活動受限，患側下頸淋巴結腫大，並有壓

痛。

❹ **急性喉炎**：主要症狀為聲嘶、陣咳、呼吸困難，及發音與咳嗽時喉痛。成人全身症狀輕微，無發熱或有低熱。

阿嬤的祕方

以綠茶葉泡濃茶約二兩水量，加入半兩蜂蜜攪勻，每日分幾次漱喉並慢慢咽下，每日一劑，連用三至五天，消炎鎮痛。

祕方解析

綠茶中含有豐富的兒茶素，對部分的細菌有抑制的效果。咽喉痛的主因是受到乙型溶血性鏈球菌、其他葡萄球菌或肺炎雙球菌的感染，因此，使用綠茶來殺菌、止痛是最好的選擇，而在綠茶中加了蜂蜜，除了可讓口感更好外，蜂蜜本身還具備止痛、解毒、清熱的功能，可緩解因咽喉痛而引起的發熱、腫痛。

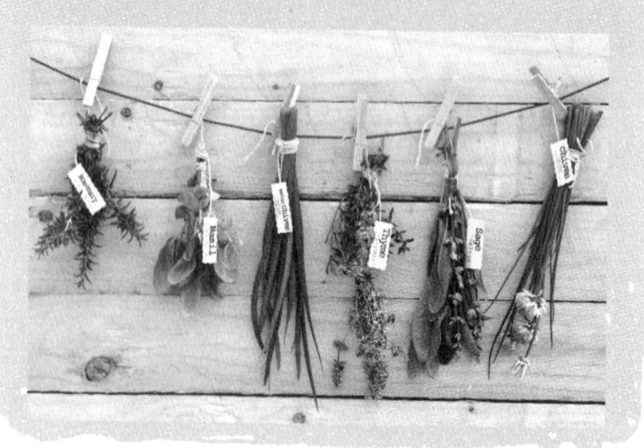

10 口臭

病因

口臭是指口中散發出來的難聞口氣，引起口臭的原因十分多，如果想要根治口臭，必須先找出引起口臭的確切原因，否則不但無法解除惱人的口臭，還會間接影響心理，造成更嚴重的後果。

下面便是幾種可能造成口臭的因素：

❶ **口腔衛生**：因為沒有養成良好的口腔清潔習慣，造成牙菌斑堆積在牙齒表面和牙齦與牙齒的交接處，使厭氧菌大量的繁衍而造成口臭。

❷ **口乾**：口乾是導致口臭的最直接原因。口乾時，口腔內的無氧環境很適合這些厭氧菌的滋生和過度生長，並會分解產生出硫化物，發出腐敗的味道。

❸ **不良飲食生活習慣**：像是嗜吃辛辣食物，如洋蔥、蒜、乳製品、糖類等，這些食物在口腔內都會分解出硫化物，為口腔帶來異味，而喝咖啡、飲酒、吸菸這些習慣也會加重口臭。

❹ **鼻腔疾病**：有些鼻腔疾病及治療鼻腔疾病所使用的藥劑也會引起口臭。

❺ **舌頭的分泌物**：舌後部的舌乳頭之間常會存在一些分泌物，如果分泌物較多，堆積在舌面上形成舌苔，因處於厭氧的環境，厭氧菌非常活躍，不斷分解產生出硫化物，導致口腔異味。

❻ **心理因素**：壓力、緊張或工作量過大也有可能帶來口臭。因為緊張，壓力都會令機體副交感神經處於興奮狀態，反射性地出現唾液腺分泌減少，導致口乾。另外，一些消化系統疾病，如便祕、胃痛、消化不良、急慢性胃炎、十二指腸潰瘍、肝炎、幽門螺旋桿菌感染，也可能促使厭氧菌處於活躍狀態，或直接產生硫化物。

❼ **藥物**：長期服用某些藥物也會導致口臭，如一些抗抑鬱類藥物、抗高血壓藥物、抗過敏藥物、抗組織胺類、激素類藥物、黃體酮類藥物，都會增加口乾症狀，間接導致口腔異味。

❽ **遺傳**：有時口臭也存在遺傳因素的影響。

症狀……

❶ **免疫臟腑功能失調的口臭**：會出現的症狀大致有舌苔厚膩、口乾、口苦、氣短、胸

悶、腸胃不適、腹脹、尿頻、便祕、腰膝痠軟、肢體痲痛、易上火（女性則經期易上火）、手腳心易出汗、身體常發熱、易於疲勞、易感冒、煩躁、失眠、精神不振、頭昏、頭髮乾枯、耳鳴等症狀。

2 **單純性口腔口臭：**症狀有口腔牙齦腫、痛，局部發熱等。

阿嬤的祕方

蘆根（鮮、乾均可）一兩，煎湯一碗，加冰糖適量內服，一日一次，早晨空服，連服一星期。

祕方解析

在中醫上，蘆根主要用於清肺熱、祛痰排膿，及清胃熱、生津止嘔，因此，用在治療口臭上，主要還是針對因口乾而引起的口臭，它能達到清火解毒，治內熱胃火的作用。

雖然蘆根性屬寒，不過只要搭配得宜，不論是溫病或熱病都可以使用它，這裡特別加上冰糖的主要原因，是緩和它的藥性，並加強它的口感。

11 鼻炎

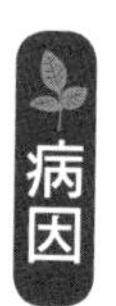

鼻炎指的是鼻腔黏膜和黏膜下組織的炎症。

鼻腔分泌的稀薄液體樣物質，稱為鼻涕或鼻腔分泌物，其作用是清除灰塵、細菌，以保持肺部的健康。然而，當鼻內出現炎症時，鼻腔內可分泌大量的鼻涕，並因感染而變成黃色，流經咽喉時，可引起咳嗽，鼻涕量十分多時，還會經前鼻孔流出，造成不舒服和生活上的不方便。

鼻炎的表現多種多樣，大致分為慢性單純性鼻炎、慢性肥厚性鼻炎、乾酪性鼻炎、萎縮性鼻炎等，依病程的長短來做簡單區分，則分為「急性鼻炎」和「慢性鼻炎」。此外，有一些鼻炎，雖發病緩慢，病程持續較長，但有特定的致病原因，因而便有特定的名稱，如過敏性鼻炎、藥物性鼻炎等。以下分別說明之：

❶ **急性鼻炎**：急性感染所致，也就是「傷風」或「感冒」，以秋冬或冬春季之交較為流行，病情一般經過七至十四天便逐漸好轉。

❷慢性鼻炎：為鼻腔黏膜和黏膜下層的慢性炎症。很常見，輕者稱為「單純性慢性鼻炎」，重者稱為「肥厚性鼻炎」。

❸過敏性鼻炎：是鼻腔黏膜對吸入空氣中的某些成分高度敏感所致。

❹慢性肥厚性鼻炎：由慢性單純性鼻炎而來，是長期慢性炎症、瘀血而使鼻黏膜、鼻甲出現增生所致。

❺乾燥性鼻炎：乾燥性鼻炎的發生與氣候和職業因素等有密切的關係。

❻萎縮性鼻炎：主要是鼻黏膜、骨膜和鼻甲骨萎縮而喪失其正常的生理功能，分原發性及繼發性兩種。原發性者病因不明，鼻甲黏膜及骨質萎縮等都有可能；繼發性則有可能是因為手術時將鼻甲切除過多、鼻竇及鼻咽部惡性腫瘤放射治療後，及長期接觸有刺激性的粉塵或化學氣體等而引發。

❼乾酪性鼻炎：是一種罕見的鼻病。主要是因為鼻內乾酪樣物積聚，有惡臭，日久侵蝕軟組織和骨質，發生鼻內、外畸形。

❽藥物性鼻炎：藥物性鼻炎是不恰當的鼻腔用藥長期持續作用的結果，是一種慢性鼻炎。其致病原因就是不恰當的鼻腔用藥，損害了鼻黏膜纖毛的結構，影響鼻黏膜的生理功能。

❾過敏性鼻炎：僅在固定的季節中發作者，稱為「季節性過敏性鼻炎」，還有的是因為

屋內灰塵、蟎蟲、黴菌及棉絮等所引起，都稱為「過敏性鼻炎」。

症狀

❶ **急性鼻炎**：主要症狀為鼻堵塞和分泌物增多，早期為清水樣涕，後變為黏液膿性鼻涕，病人可有低熱和全身不適症狀。

❷ **慢性鼻炎**：主要症狀為鼻堵塞，輕者為間歇性或交替性，重者為持續性，鼻分泌物增多。

❸ **過敏性鼻炎**：症狀與感冒很相似，但一日內可多次發作；不發作時完全正常。

❹ **慢性肥厚性鼻炎**：鼻腔通氣能力差，呼吸有聲或困難。

❺ **乾燥性鼻炎**：鼻黏膜長期受刺激而發生黏液腺體萎縮、分泌減少引起，黏膜因而乾燥，甚至有淺表糜爛。

❻ **萎縮性鼻炎**：一般都會有鼻塞、鼻內有臭味，並有膿痂等症狀，嚴重的會引發萎縮性咽炎和喉炎。

❼ **乾酪性鼻炎**：有惡臭、有脫落上皮，並會化膿。

❽ **藥物性鼻炎**：是一種慢性鼻炎。鼻黏膜纖毛受損是主要的症狀。

❾ **變態反應性鼻炎**：症狀是突然鼻癢、打噴嚏、流清涕、鼻塞，且反覆發作。

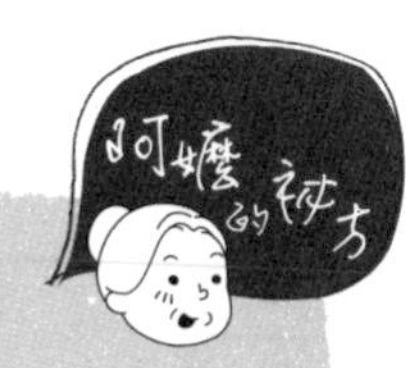

蘇葉、蔥白各十公克，以水煎服。

祕方解析

蘇葉，也叫紫蘇葉，最常被用在治療感冒風寒、發熱惡寒、頭痛鼻塞上，與生薑和蔥白一起使用，可治療因感冒引起的鼻炎，及過敏性、慢性鼻炎。這是因為蘇葉本身就有抑制葡萄球菌生長的功能，而蔥白可驅散寒邪，當二味藥一起使用，可抵抗因氣候變化而造成之鼻炎。

你也可以這樣做

合谷穴（取穴方法是張開五指，當拇指和食指位於四十五度角時，在其骨骼延長角處）的按摩可強化白血球的製造，消除炎症，因此是出現鼻炎症狀後的首選按摩穴位。可用指按、指揉法按摩穴位三十秒，然後重複，感到症狀減輕為止。

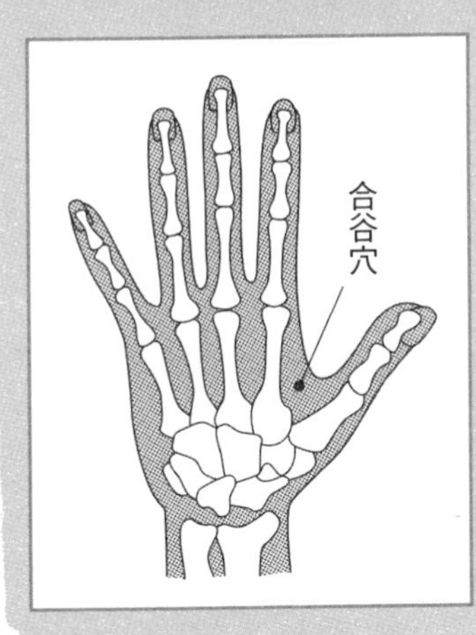

12 流鼻血

病因

流鼻血原因很多，有鼻外傷、黏膜上結乾痂皮、受酸、鹼異物的損傷、日曬過熱、飲酒過多等，但如果經常流鼻血，則有可能是心血管系統、內臟器官、各種感染、血液疾病和其他疾病的併發症。

從中醫學的角度來說，流鼻血的成因可分為燥熱及虛弱兩類。如果經常流鼻血外，亦患有鼻敏感，流出黃色或綠色的鼻涕，又或嘴唇經常殷紅、有口氣，便是燥熱。首先當然要清熱，更重要的是，平日不要吃如巧克力、餅乾、薯條等屬於非常燥熱的零食。

鼻子出血有鼻子局部的原因，也有全身的原因。局部原因中以外傷、炎症和腫瘤最為多見。

外傷性出血，自己多能知道受傷的原因，但常用手指挖鼻孔的人，自己也不一定可感覺到因挖鼻孔而使黏膜受了傷。

炎症性出血多見於傷風、感冒或急性鼻炎，慢性的萎縮性鼻炎和乾燥性前鼻炎都較易出血。

腫瘤性鼻出血主要有兩種情況：一是血管瘤出血，這種出血有時血量較多（血管瘤是良性的，手術切除可以治癒）；二是惡性腫瘤（即癌瘤）出血，在癌瘤早期就可能有小量出血，有時僅在分泌物中混有血絲。

所以對於鼻出血，不僅大量出血需要引起注意，小量的出血更應提高警惕，必須仔細查找出血原因，以便針對真正的原因進行處理。

阿嬤的祕方

藕節、蘆根等量，一起切碎，煎一碗水一次喝下，一日兩次，連用五日，可清熱止血。

祕方解析

小時候，班上如果有同學流鼻血，老師的處理方式總是固定的步驟，先拿衛生紙塞住流鼻血的鼻子，再叫同學將頭仰著，直到鼻血停止，一直以為這樣的處理方式是「標準程序」，長大以後才知道這竟然是錯誤的！

止血雖是當務之急，可是仰頭這個動作是個天大的錯誤，希望日後可別再有老師這麼替學生止血才好。

藕節具有收斂止血的功效，只是它的藥效較緩慢，只能作為輔助止血之用；至於蘆根，一般是用來清熱散熱，因此這味祕方主要是針對因燥熱而發生流鼻血的狀況所使用。如果是偏燥熱的體質，又不是因為外傷或疾病而流鼻血的人，或許可試試這味祕方，一方面可解體內之燥熱，另一方面也可減輕流鼻血的現象。

另外，吃西瓜也可幫助止鼻血，因為西瓜性寒，寒能凝血。

你也可以這樣做

當鼻子出血時，可找太淵（手腕橫紋和拇指根的交點處）、尺澤（在上臂處，肱二頭肌橈側凹陷處）、孔最（尺澤和太淵連線中點靠上約一寸處，用力按壓此穴可直接止住鼻血）三個穴位進行止血。

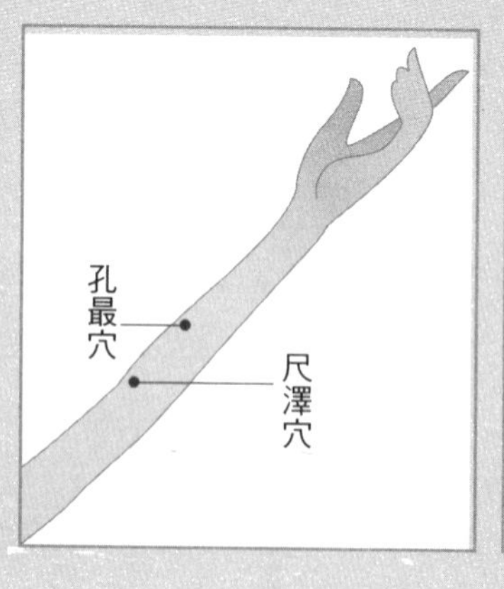

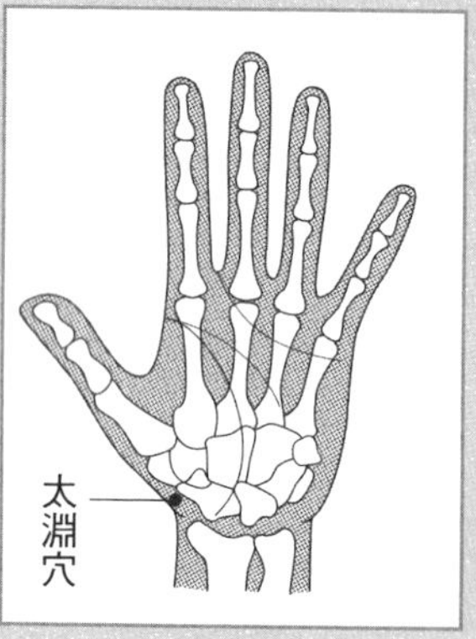

13 感冒

病因

感冒，是一種自癒性疾病，分為「普通感冒」和「流行性感冒」兩種。西醫學認為，當人體受涼、淋雨、過度疲勞等誘發因素，使全身或呼吸道局部防禦功能降低時，則原已存在於呼吸道或從外界侵入的病毒、細菌便可迅速繁殖，引發感冒。

中醫則認為，感冒的發生主要由於體虛，抗病能力減弱，當氣候劇變時，人體內外功能不能適應，邪氣乘虛由皮毛、口鼻而入，引起一系列肺衛症狀。中醫將感冒分為「風寒型感冒」、「風熱型感冒」、「暑濕型感冒」和「時行感冒（流行性感冒）」四種類型。

引起普通感冒的主要為鼻病毒，中醫稱「傷風」，是由多種病毒引起的一種呼吸道常見病，其中百分之三十至五十是由某種血清型的鼻病毒所引起。普通感冒雖然大多發生在冬天，但其實任何季節，如春天、夏天也可能發生，不同季節感冒的致病病毒並非完全一樣。

而流行性感冒是由流感病毒引起的急性呼吸道傳染病。病毒存在於病人的呼吸道中，在病人咳嗽、打噴嚏時，經飛沫傳染給別人。

感冒是一種最常見的呼吸系統疾病，最好的預防方法是增強機體自身抗病能力。如堅持有規律的、合適的身體鍛鍊，堅持冷水浴，以提高機體預防疾病能力及對寒冷的適應能力，且需做好防寒工作，避免發病誘因。

症狀……

❶ **風寒型感冒**：有鼻塞、噴嚏、咳嗽、頭痛等一般症狀外，還有畏寒、低熱、無汗、肌肉疼痛、流清涕、吐稀薄白色痰、咽喉紅腫疼痛、口不渴或渴喜熱飲、苔薄白等特點。

❷ **風熱型感冒**：除鼻塞、流涕、咳嗽、頭痛等感冒的一般症狀外，還有發熱重、痰液黏稠呈黃色、喉嚨痛，通常在感冒症狀之前就痛，痰通常黃色或帶黑色，或有便祕等特點。

❸ **暑濕型感冒**：畏寒、發熱、口淡無味、頭痛、頭脹、腹痛、腹瀉等症狀。這類型感冒多發生在夏季。

❹ **時行感冒**：與風熱感冒的症狀相似，但程度上較為嚴重。突然畏寒、高熱、頭痛、怕冷、寒顫、頭痛劇烈、全身痠痛、疲乏無力、鼻塞、流涕、乾咳、胸痛、噁心、食欲不振，嬰幼兒或老年人可能併發肺炎或心力衰竭等症狀。

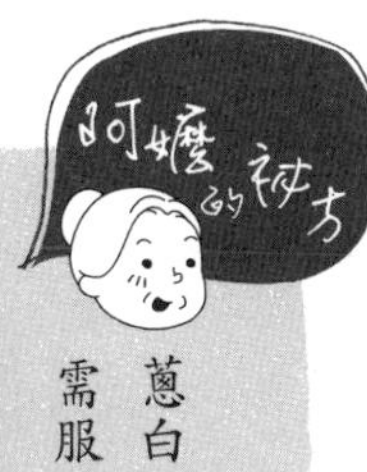

蔥白（連鬚）、生薑片五錢，水一碗煎開，加適量紅糖，趁熱一次服下（蔥、薑不需服下），並馬上睡覺，出汗即癒。

祕方解析

因為感冒是由體內的細菌所引起，所以想要治好感冒，只要做好殺菌的工作，自然可痊癒。因此，以蔥白、生薑片這兩種殺菌力極強的藥材，再加上紅糖來調和它們的辛辣味，喝起來自然較順口，也較好下嚥。喝下之後，趁身體還暖時，蓋著被子逼出汗來，散去體內的熱，同時也達到了殺菌的效果，感冒自然可不藥而癒了。

此方僅適合風寒型感冒用，如果是風熱型或暑熱型感冒，則應吃寒涼性食物或菜汁才有幫助。

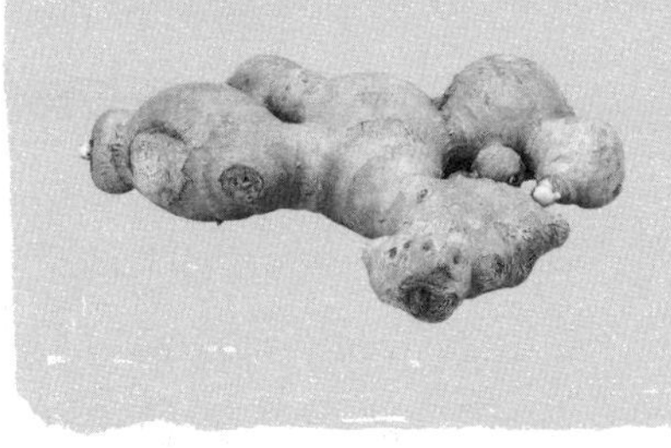

14 頭痛（各種頭痛均可）

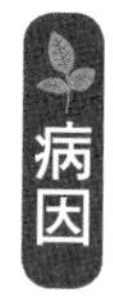

病因

頭痛通常是指局限於頭顱上半部，包括眉弓、耳輪上緣和枕外隆突連線以上部位的疼痛。頭痛的原因繁多，其中有些是嚴重的致命疾患，但病因診斷常比較困難。

頭痛的類型大致有以下幾種：

❶ 緊張性頭痛。
❷ 偏頭痛。
❸ 叢集性頭痛。
❹ 腦腫瘤頭痛。

至於頭痛的原因，可分成生理、內分泌及精神三方面：

❶ **生理因素**：顱內外致痛組織受到炎症、損傷，或腫物的壓迫、牽引、伸展、移位等因素，如頸椎不正，壓迫到血管或神經，便會引發頭痛。

❷ **內分泌因素**：常見於女性偏頭痛，初次發病常在青春期，有月經期好發，妊娠期緩

解，更年期停止的傾向。緊張性頭痛在月經期、更年期往往加重。

❸ **精神因素**：常見於神經衰弱或憂鬱症等。

症狀……

❶ **偏頭痛**：疼痛部位多在一側，呈週期性發作，每次發作時性質相似，伴有汗出、眩暈心慌、面色蒼白或潮紅，甚則腹痛、腹瀉等自主神經功能紊亂症狀。

❷ **叢集性頭痛**：發作前無先兆症狀，突發於夜間或睡眠時，疼痛劇烈呈密集性發作，且迅速達到高峰，從一側眼部周圍或單側面部開始，而快速擴展，甚則波及同側肩頸部，呈跳痛或燒灼樣痛，站立可減輕。

❸ **鼻竇炎疼痛**：常位於前額及鼻根部，晨起加重伴鼻塞、流膿涕等，鼻竇部位壓痛明顯。

❹ **神經症頭痛**：疼痛的部位遊走不固定，頭部會有緊束感、重壓感、麻痛、脹痛、刺痛等程度與情緒波動、勞累、失眠等密切相關，常伴有心悸、肌肉顫動、多汗、面紅、四肢麻木、發涼等自律神經功能紊亂症狀。

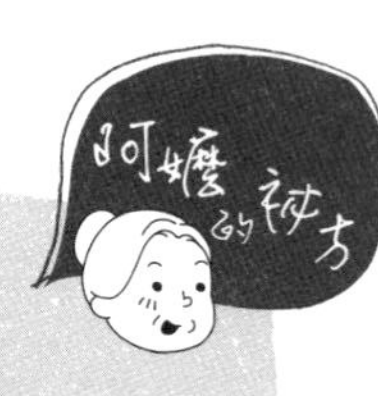

白芷、茶葉各六公克。將白芷研為細末，以茶葉水送服，一日三次。

祕方解析

很多人都有頭痛的毛病，有的是偏頭痛，有的是疾病引起的頭痛，不論是哪一種頭痛，痛起來真的都很要人命。

想要止頭痛，最主要的就是要先知道頭痛的主要原因，如果是疾病引起的，就得先將病治好，才是治本的方法。而這味祕方中的白芷，主要的功用就是祛風散寒、通竅止痛，在中醫裡，最常被拿來做止痛的作用，尤其是頭痛和牙痛，對習慣性頭痛的人來說，這味祕方可緩解神經性頭痛和偏頭痛，若是感冒引起的頭痛，熱熱的喝下這道茶，不但可止頭痛，還可治感冒，一舉兩得喔！

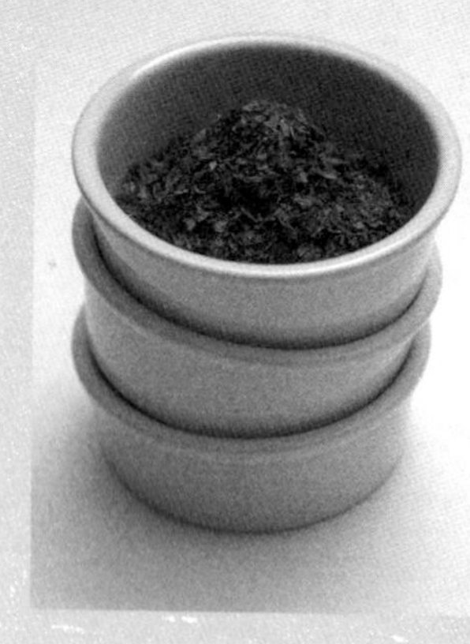

15 頭暈（頭昏眼花・暈眩）

病因

頭暈是一種常見的腦部功能性障礙，頭暈可由多種原因引起，最常見於發熱性疾病、高血壓、腦動脈硬化、顱腦外傷症候群、神經症等，此外，貧血、心律失常、心力衰竭、低血壓、藥物中毒、尿毒症、哮喘等及憂鬱症早期，也常有頭暈的現象。

頭暈可單獨出現，但常與頭痛併發。頭暈伴有平衡覺障礙或空間覺定向障礙時，患者感到外周環境或自身在旋轉、移動或搖晃，即稱為頭暈。

引起頭暈的其他常見原因：

❶ **貧血**：老人如有頭暈、乏力、面色蒼白的表現，應去醫院檢查一下，看是否貧血。老年人如果不注意營養保健，易患貧血。此外，消化不良、消化性潰瘍、消化道出血及慢性炎症疾病的老年患者，均會繼發貧血。

❷ **腦動脈硬化**：患者自覺頭暈，且經常失眠、耳鳴、情緒不穩、健忘、四肢發麻。由於腦動脈硬化使血管內徑變小，腦內血流下降，產生腦供血、供氧不足，引起頭暈。

❸**高血壓**：高血壓患者除了頭暈之外，還經常伴隨頭脹、心慌、煩躁、耳鳴、失眠等不適症狀。

❹**頸椎病**：常出現頸部發緊、靈活度受限、偶有疼痛、手指發麻、發涼，有沉重感。頸椎增生擠壓頸部椎動脈，造成腦供血不足，是該病引起頭暈的主要原因。

❺**心臟病**：冠心病早期，有的人可能感覺頭痛、頭暈、四肢無力、精神不易集中等。主要是因心臟冠狀動脈發生粥樣硬化，造成供血不足而引起頭暈。

❻**血黏度高**：高血脂、血小板增多症等，均可使血黏度高，血流緩慢，造成腦部供血不足，發生易疲倦、頭暈、乏力等症狀。

症狀……

❶**腦原性頭暈**：頭暈、睡眠障礙、記憶力減退三大症狀，還有頂枕部頭痛、輕癱、言語障礙情緒易激動等表現，一般病情緩慢發展，此類頭暈的特點是在體位轉變時容易出現或加重。

❷**心源性頭暈**：頭暈、眼花、胃部不適、暈厥等。

❸**血管抑制性頭暈**：頭暈、眩暈、噁心、上腹部不適、面色蒼白、出冷汗等自律神經功

能紊亂，常伴有無汗、大小便障礙。

❹ **藥物中毒性頭暈**：除頭暈外還有眩暈和耳蝸神經損害所致的感音性耳聾。

❺ **功能性低血糖**：亦可引起頭暈、心慌、虛弱感，在空腹或用力時可有震顫，有時出現抽搐，意識喪失等。

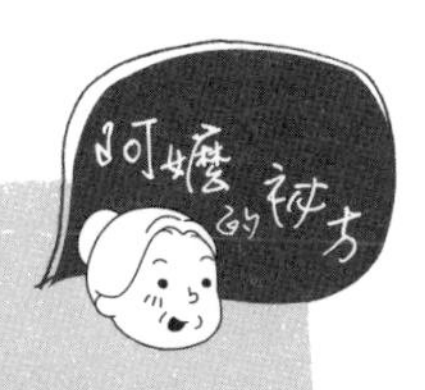

胡蘿蔔五百公克，切成適量大小，置於研缽中搗碎成泥狀，以紗布包之，榨擠出汁液，或以榨汁機取汁，加入一大匙蜂蜜於胡蘿蔔汁中即成。

祕方解析

手腳及腰間感到寒冷，且有頭暈的現象，很可能是自律神經失調或更年期障礙所引起。

胡蘿蔔可暖和身體，又可抑制頭暈，像是自律神經失調或更年期障礙所引起的頭暈，都可藉由胡蘿蔔汁來緩解。若是添加蜂蜜，效果更彰。

胡蘿蔔一直是很好的健康食材，它不但可健胃整腸、幫助消化、通便，還可治療頭痛，此外，它對視力也有很大的幫助，因此常吃胡蘿蔔，可說是好處多多且有益健康呢！

16 失眠

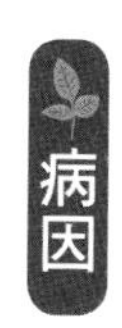
病因

失眠，指因為各種原因引起入睡困難、睡眠深度或頻度過短（淺睡性失眠）、早醒及睡眠時間不足或品質差、無法入睡、無法保持睡眠狀態，導致睡眠不足等。適當服用安眠藥當然是解決失眠問題的方法之一，但要真正徹底解決問題，還是必須找出導致失眠的原因才行，以下是幾種型態的失眠及造成的原因：

❶ **短暫性失眠**（小於一週）：壓力、刺激、興奮、焦慮、生病，或睡眠規律改變時所產生的短暫性失眠障礙。

❷ **短期性失眠**（一週至一個月）：嚴重或持續性的壓力，如重大身體疾病或開刀、親朋好友的過世，或嚴重的家庭、工作或人際關係問題等，都可能會導致短期性的失眠。

❸ **慢性失眠**（大於一個月）：慢性失眠的原因很複雜，有時是很多原因綜合在一起所造成的，而可能造成慢性失眠的原因如下：

①身體方面的疾病，尤其是一些慢性病，會導致失眠。

②精神疾病或情緒障礙而導致失眠。
③濫用藥物、酒精、刺激物或毒品等而導致失眠。
④有睡醒週期障礙或不規律而導致失眠。
⑤睡前小腿有不舒服的感覺或睡覺中腳會不自主的抽動而導致失眠。
⑥睡覺打呼、不規律的呼吸或其他呼吸障礙而導致失眠。

症狀

❶入睡困難。
❷不能熟睡，睡眠時間減少。
❸早醒、醒後無法再入睡。
❹頻頻從惡夢中驚醒，自感整夜都在做惡夢。
❺睡過之後精力沒有恢復。
❻發病時間可長可短，短者數天可好轉，長者持續數日難以恢復。
❼易被驚醒，有的對聲音敏感，有的對燈光敏感。
❽喜歡胡思亂想。

❾長時間的失眠會導致神經衰弱和憂鬱症，而神經衰弱患者的病症又會加重失眠。失眠會引起人的疲勞感、不安、全身不適、無精打采、反應遲緩、頭痛、注意力不能集中，嚴重一點會導致精神分裂和憂鬱症、焦慮症，及各個系統疾病，如心血管系統，消化系統等等。

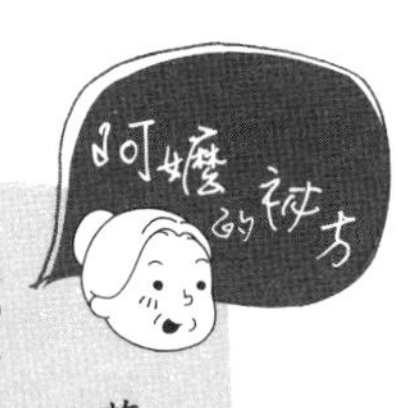

芹菜根九十公克、酸棗仁九公克，以水煎服，可治療失眠。

祕方解析

從芹菜根中分離出的一種鹼性成分，具鎮靜作用，有利於安定情緒，消除煩躁；酸棗仁則有「東方睡果」之稱，具有鎮靜、催眠的作用，這道祕方在治療安神、失眠上有顯著的療效。但因芹菜含硫質較多，不利腸胃，所以腸胃消化系統不良者不宜常用。

傳統以西藥治療失眠和憂鬱症的方法，往往副作用大且易上癮。中醫藥具有安眠藥沒有的優點，即不會成癮，也不會產生依賴性，可有效解決失眠，提升睡眠品質，緩解頭疼、眩暈、疲憊等現象；還能紓解緊張、焦慮、抑鬱、記憶力減退、神經衰弱等不適症狀，且無任何毒副作用和依賴性，可幫助自然健康的睡眠。

17 哮喘

病因

哮喘是由多種細胞（特別是肥大細胞、嗜酸性粒細胞和T淋巴細胞）參與的慢性氣道炎症，發病原因錯綜複雜，但主要包括兩個方面，即哮喘病患者的體質和環境因素。

❶ **體質**：包括遺傳素質、免疫狀態、精神心理狀態、內分泌和健康狀況等，是患者易感哮喘的重要因素。

❷ **環境因素**：包括各種變應原、刺激性氣體、病毒感染、居住地區、居室條件、職業因素、氣候、藥物、運動（過度通氣）、食物及食物添加劑、飲食習慣、社會因素，甚至經濟條件等，均可能是導致哮喘發生、發展的重要原因。

以下便是一些引發哮喘的可能因素：

❶ **過敏因素**：塵蟎、貓狗等寵物的皮垢、黴菌、花粉、牛奶、禽蛋、蠶絲、羽毛、飛蛾、棉絮、真菌等，都是重要的過敏原。

❷ **非特異性理化因數**：如吸入煙、塵和植物油、汽油或油漆等氣味及冷空氣，均可刺激

支氣管黏膜下的感覺神經末梢，反射性地引起迷走神經興奮和咳嗽，在氣道高反應的基礎上導致支氣管平滑肌痙攣。

❸ **微生物感染**：感冒和上呼吸道感染是最常見的誘因，冬、春季節或氣候多變時更為明顯。呼吸道感染，尤其是病毒感染，更易引致小孩哮喘發作。

❹ **過度勞累**：突擊性強烈或長時間的體力勞動，緊張的競技性運動，均可誘發哮喘的發生。

❺ **精神因素**：情緒波動可成為誘因。諸如憂慮、悲傷、過度興奮，甚至大笑，也會導致哮喘發作。

❻ **職業性因素**：這方面涉及面廣，如製藥工業、化工企業中工作的工人，對某些藥物或原料過敏，醫護人員對某些藥物過敏等。

❼ **氣候因素**：如寒冷季節容易受涼而導致呼吸道感染，或天氣突然變化或氣壓降低，都可激發支氣管哮喘發作。

症狀……

症狀有咳嗽、喘息、呼吸困難、胸悶、咳痰等，典型的表現是發作性伴有哮鳴音的呼氣性呼吸困難。嚴重者可被迫採取坐位或呈端坐呼吸，乾咳或咯大量白色泡沫痰，甚至出現紫紺等。

早期或輕症的患者多數以發作性咳嗽和胸悶為主要表現。

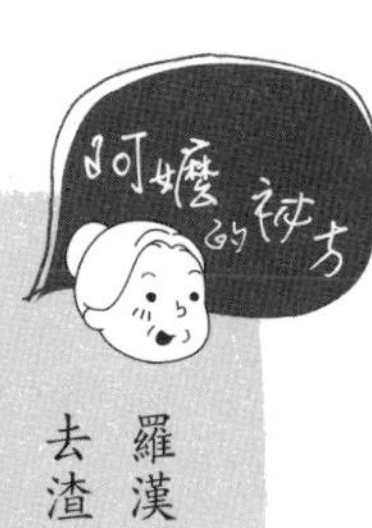

羅漢果半個洗淨，加柿餅二至三個，以清水兩碗半煎至一碗半，再加入冰糖少許，去渣，一日分三次飲用。

祕方解析

羅漢果含有D甘露醇，有止咳作用，能清肺止咳，利咽喉。中醫藥學認為，羅漢果甘、酸，性涼，有清熱涼血、生津止咳、潤肺化痰等功效，可用於治療痰熱咳嗽、咽喉腫痛。

柿餅本身就有潤肺的功用，當有咳嗽、支氣管炎時，吃柿餅可緩解症狀。

這道祕方最主要的功用是清熱、去痰火、止咳喘，可讓氣喘的人減少咳嗽、咳痰，並能化解體內積熱。

18 打鼾

病因

打鼾是一種普遍存在的睡眠現象，多數人認為這是司空見慣的事，不以為然，還有人把打鼾看成是睡得香甜的表現。其實，打鼾是健康的大敵，由於打鼾使睡眠呼吸反覆暫停，造成大腦、血液嚴重缺氧，形成低血氧症，因而有可能誘發高血壓、腦心病、心率失常、心肌梗塞、心絞痛等嚴重的疾病，而且夜間呼吸如果暫停時間超過一百二十秒，易在凌晨發生猝死的現象，因此，千萬不要再習以為常的讓打鼾合理化了。

在醫學上，打鼾是由於以下三個原因所引起：

❶中樞性方面的疾病。

❷阻塞性方面的疾病。

❸混合性方面的疾病。

一般而言，成年人以混合性症狀所引起的最多，未成年人則以阻塞性的問題最多。醫學界認為，打鼾也很可能因為身體上的其他病因造成。目前的醫學研究報告顯示，高血壓及心

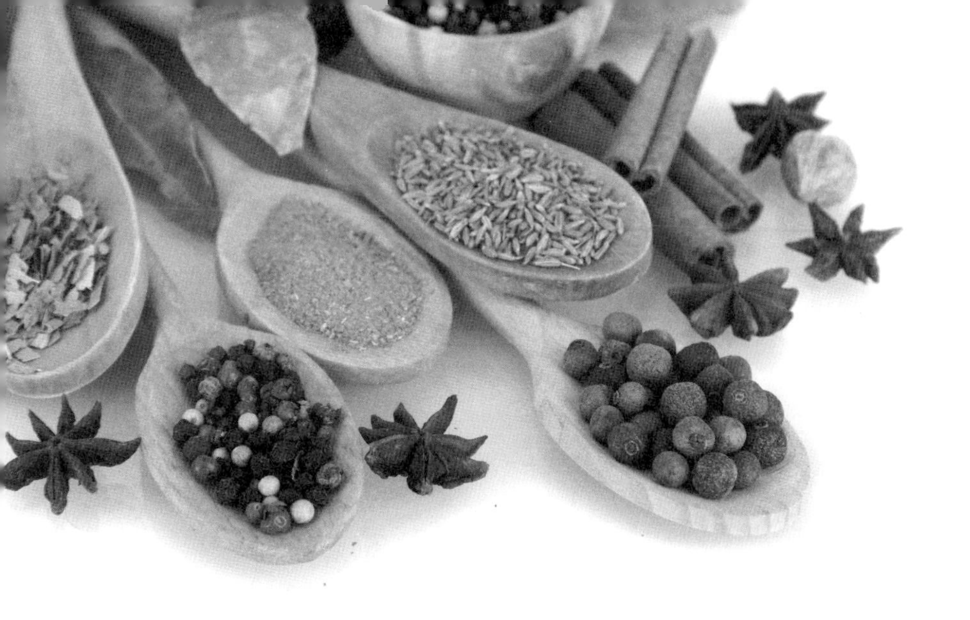

血管疾病患者打鼾的機率較高，體型較常人肥胖者也較易出現打鼾的現象，另外如胸部有毛病、糖尿病、類風濕性關節炎等疾病患者，都較常有打鼾的問題。

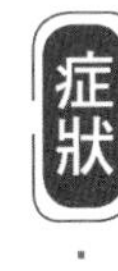

症狀

如果晚上打鼾，且伴有以下症狀，則是身體發出的危險信號，需立刻治療：睡眠打鼾、張口呼吸、頻繁呼吸停止；睡眠反覆憋醒、睡眠不寧、誘發癲癇；睡不解乏、白天困倦、嗜睡；睡醒後血壓升高；睡眠淺、睡醒後頭痛；夜間睡眠心絞痛、心律紊亂；夜間睡眠遺尿、夜尿增多；記憶力減退、反應遲鈍、工作學習能力降低；白天似睡非睡，工作、開會、吃飯時也難以抑制的入睡；陽萎、性欲減退；老年癡呆。

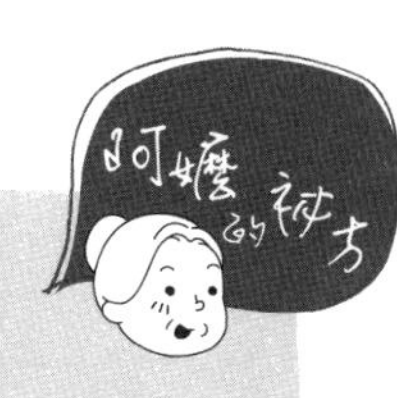

花椒五至十粒，睡前用開水泡一杯水，待水涼後服下（花椒不服下），連服五天，以後再也不打鼾。

祕方解析

打鼾的人本身可能並不知道，但在身旁的人可是飽受困擾，更何況它還可能是其他疾病的前兆，所以不能不謹慎看待。

以花椒來治療打鼾是有原因的，因為花椒能使血管擴張，有降低血壓的作用，對因為血壓過高，或患有心血管疾病而引起打鼾的人來說，這個祕方絕對有緩解的作用。

然而，如果長期有打鼾困擾的人還是必須給醫師診斷，找出確定的原因，再做根本的治療，如此才有斷根的可能。

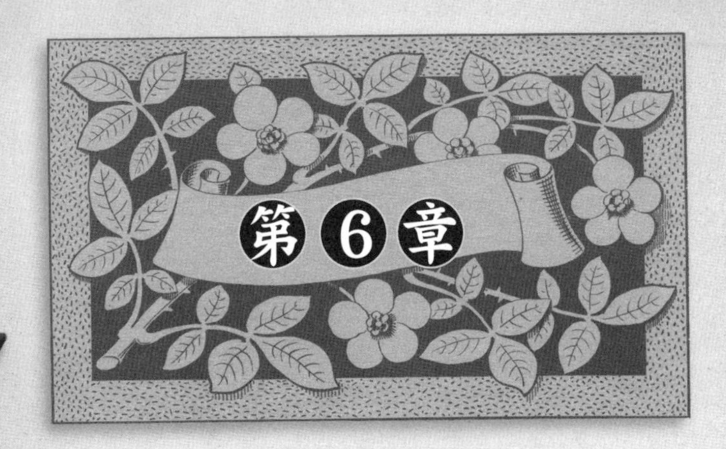

美容小祕方

臉部皺紋／雀斑
蝴蝶斑／
頭皮屑／斑禿

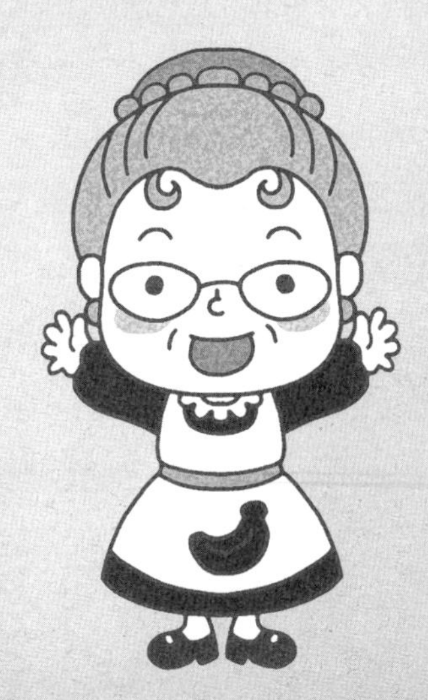

01 臉部皺紋

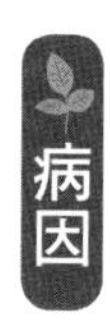

病因

皺紋是指皮膚受到外界環境影響，形成游離自由基，自由基破壞正常細胞膜組織內的膠原蛋白、活性物質，氧化細胞而形成的小細紋、皺紋。當皺紋漸漸出現，它的順序一般是前額↓上下眼瞼↓眼外眥↓耳前區↓頰↓頸部↓下頦↓口周，範圍漸漸擴大，直到全身的皮膚都出現皺紋。

以面部皺紋來說，可分為「萎縮皺紋」和「肥大皺紋」兩種類型。萎縮皺紋是指出現在稀薄、易折裂和乾燥皮膚上的皺紋，如眼部周圍那些無數細小的皺紋；肥大皺紋是指出現在油性皮膚上的皺紋，數量不多，紋理密而深，如前額、唇周圍、下頜等處的皺紋。

至於形成皺紋的原因，大致可歸納成以下八種：

❶ 體內及皮膚水分不足。

❷ 精神因素。

❸長期睡眠不足。
❹過度曝曬。
❺營養狀況。
❻洗臉水溫度過高。
❼化妝品使用不當。
❽過度吸菸、飲酒。

症狀……

❶皮膚呈現乾燥的狀態。
❷產生縱向或橫向的皺紋。
❸皮膚變乾、變薄、失去彈性。
❹皮膚粗糙、鬆弛。

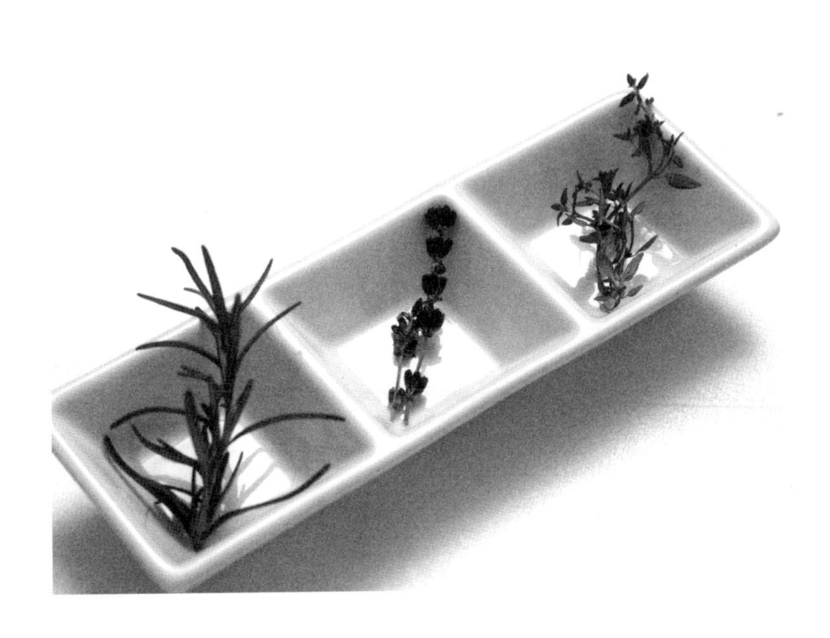

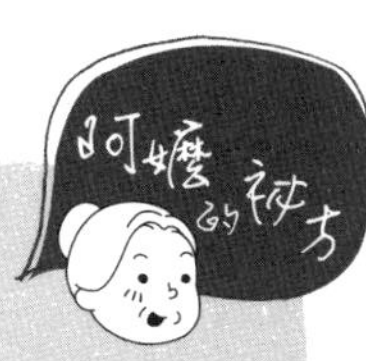

鮮黃瓜汁兩小匙，加入等量雞蛋清（約一個蛋）攪勻，每晚睡前先洗臉，再塗抹於面部皺紋處，次日晨以溫水洗淨，連用半至一個月，使皮膚逐漸收縮，消除皺紋。

祕方解析

想要防止皺紋的出現，尤其是臉部的皺紋，是每個女生處心積慮的事情，皺紋可說是女人的天敵，因此，有人狂買面膜、有人熱中敷臉，還有人不敢做太誇張的表情，以免皮膚的彈性疲乏，產生皺紋。

其實，真的不用這麼緊張，只要平時好好的對待皮膚，給皮膚應有的滋潤和養分，保持它的彈性和水分，自然就不會有皺紋了。

祕方中的黃瓜汁，就具有舒展皺紋的奇效。黃瓜中含有豐富的維生素E，有延年益壽、抗衰老的作用；黃瓜中的黃瓜酶，有很強的生物活性，能促進機體的新陳代謝。以黃瓜搗汁塗擦皮膚，有潤膚、舒展皺紋功效。

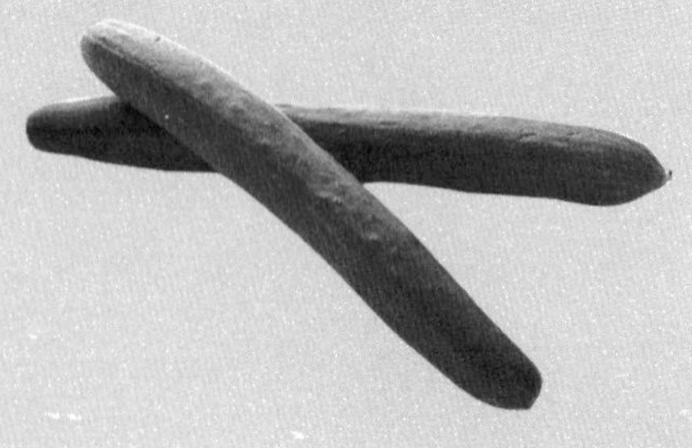

02 雀斑

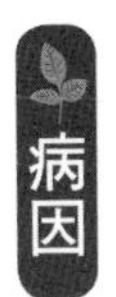

病因

雀斑是一種淺褐色小斑點，色素斑呈點狀或圓形、卵圓形，或呈各種不規則的形態，大小如同針尖至米粒大，直徑一般在二釐米以下，呈淡褐色至深褐色不等，常出現於前額、鼻梁和臉頰等處，尤其是鼻與兩頰周圍最為常見，偶爾也會出現於頸部、肩部、手背等處，多數呈對稱性。除有礙美容以外，並無任何主觀感覺或其他影響。

一般始發於五至十歲左右的兒童，女性明顯多於男性，也可發生於青春期後的少女，到成年後（二十歲以後）多數色斑呈靜止狀態，停止發展。

追究雀斑生成的原因和遺傳脫不了關係，在正常人體內含有許多毒素，特別是在腸道內。當副交感神經活動減弱時，腸液的分泌減少、蠕動減弱，糞便在腸內停留的時間就會變長，形成毒素，當毒素的含量過高時，便會隨著血液循環沉積在皮膚上，因而形成色斑或青春痘。

而在中醫學上，雀斑多由肺經風熱，在紫外線的照射下，皮膚黑色素細胞中的酪氨酸酶

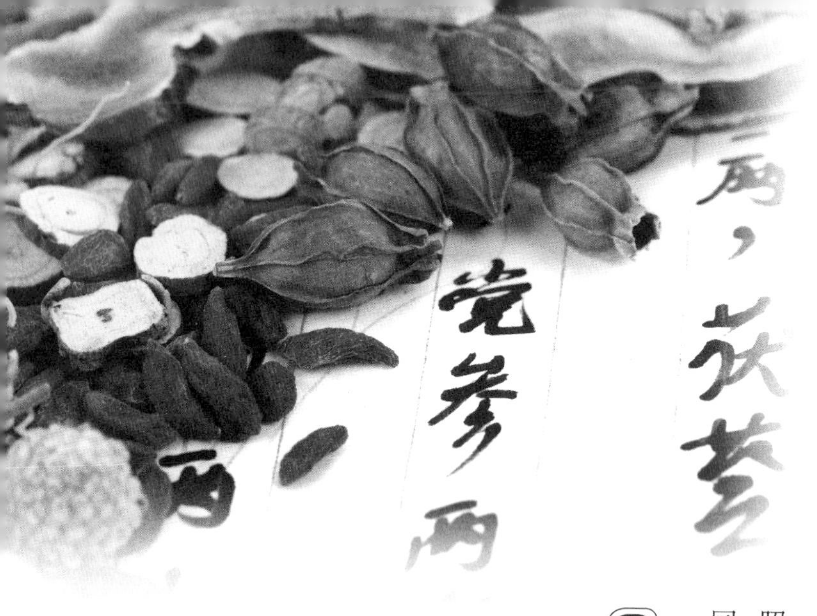

活性增加，生成大量黑色素，便形成了雀斑。

雀斑顏色的輕重，斑點數目的多少是隨遺傳程度、光照強度、年齡大小、地域和種族的不同、職業與工作環境不同，甚至與心情不同、睡眠是否充足都有一定程度的關係。

預防的方法……

❶**防曬**：日曬可使黑色素活性，增加致使表皮基底層黑色素含量增多，形成色斑。

❷**調整生活習慣**：戒掉不良習慣，如抽菸、喝酒、熬夜等，並注意休息和保證充足的睡眠。

❸**充分攝取水分和蔬果**：平時多喝水、多吃蔬菜、水果，如番茄、黃瓜、草莓、桃等。

❹**多休息和保證充足的睡眠**：睡眠不足易致黑眼圈，皮膚變灰黑。

❺**保持良好的情緒**：精神煥發則皮膚好，情緒不佳則膚況差。

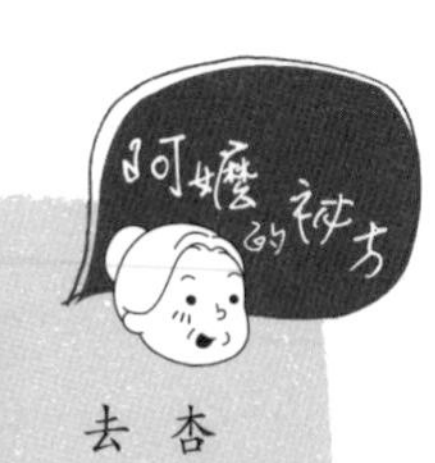

杏仁五錢，研成細粉，以蛋清調勻，每晚睡前塗抹臉部，次日清晨以溫水洗去，一日一次，十至十五日即顯效。

祕方解析

愛美的人應該沒有人不知道杏仁是美白聖品，因為杏仁中所含的脂肪油可使皮膚角質層軟化，潤燥護膚，有保護神經末梢血管和組織器官的作用，並可抑殺細菌。此外，被酶水解苦杏仁苷所生成的HCN（氫氰酸）能夠抑制體內的活性酪氨酸酶，消除色素沉澱、雀斑、黑斑等，而達到美容的效果。

將杏仁磨成粉後，加入蛋白，可加強它的滋潤效果，這可是比一張幾十元的面膜來得有用又便宜喔！愛美的人不妨試試吧！

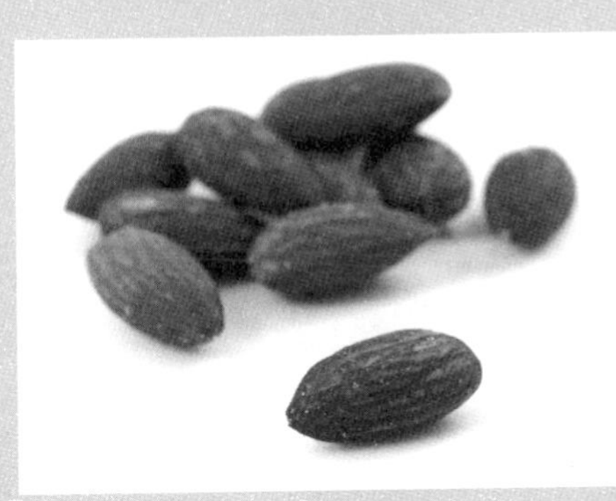

03 蝴蝶斑

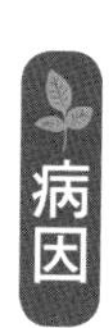

病因

蝴蝶斑又叫「黃褐斑」，是一種常見的皮膚色素沉澱現象，夏季是好發的季節，女性則是主要的受害目標。

蝴蝶斑形成的原因很多，如強烈的陽光照射、婦女妊娠期反應和某些劣質化妝品的刺激，易使皮膚上長出蝴蝶斑，此外，蝴蝶斑還和飲食有著密切的關係。

飲食中如長期缺乏谷胱苷肽，會讓皮膚內的酪氨酸形成多巴素，進而氧化形成黑色素，產生色素沉澱現象，即蝴蝶斑。因此，正確的飲食對防治蝴蝶斑有一定的效果。

綜合上面所說的，造成蝴蝶斑的原因大致有以下幾個：

❶ **化妝品皮膚炎**：化妝品中含有過量的鉛、汞等重金屬，會使皮膚出現累積性中毒現象，引起皮膚色素沉澱。

❷ **激素性皮膚炎**：因皮膚過敏長期使用外用的激素類軟膏，導致面部遺留下難以消除的色素斑。

❸ **心理精神因素及過度疲勞**：長期精神緊張、抑鬱、睡眠不足等，會使皮膚抗紫外線的能力下降，而導致面部曬斑和黑斑的發生或加重。

❹ **內分泌紊亂**：雌激素過高會刺激黑色素細胞，分泌黑色素顆粒增多，而黃體酮能促使色素沉澱。

❺ **慢性疾病**：若患有慢性婦科病（如卵巢炎、盆腔炎、宮頸炎等），或罹患肝病、結核病、慢性胃炎、腫瘤病及長期服用避孕藥的人，也易有蝴蝶斑產生。

❻ **日光照射**：陽光中長波紫外線照射可使皮膚變黑（稱曬黑現象）。因為陽光中短波紫外線的穿透力強，會使皮膚深層受到灼傷，引起皮膚發紅、起皰。皮膚的急性和慢性炎症，可促發酪氨酸酶的活性，引發炎症後可出現色素沉澱，導致蝴蝶斑的形成。

❼ **過敏性皮膚**：過敏性皮膚的角質層往往很薄，使紫外線更易穿透皮膚，導致蝴蝶斑形成。

預防的方法……

❶ 平時不要在陽光下長時間曝曬。

❷ 忌用劣質化妝品和強鹼性肥皂。

❸ 忌食刺激性食物。

❹嚴禁吸菸、飲酒。
❺保持心情舒暢，避免焦慮、憂愁。
❻要有充足的睡眠。

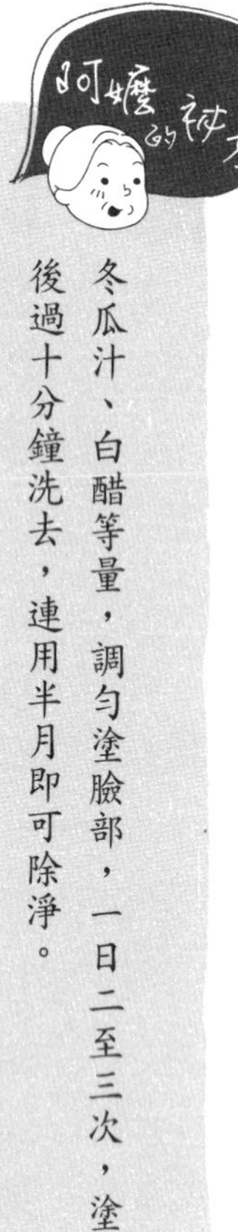

冬瓜汁、白醋等量，調勻塗臉部，一日二至三次，塗後過十分鐘洗去，連用半月即可除淨。

祕方解析

冬瓜具有很好的美容功能。冬瓜籽是古代面脂中的常用藥。

冬瓜中的冬瓜籽含有具有抑制體內黑色素沉積的活性油酸，是良好的潤膚美容藥。此外，冬瓜中富含鳥氨酸和r—氨基丁酸、天冬氨酸、谷氨酸、精氨酸，它們是人體解除游離氨毒害不可缺少的胺基酸，而可潤澤皮膚、抑制黑色素形成的蛋白質和瓜氨酸更是豐富，因此，用冬瓜汁來消除蝴蝶斑，可說是效果極佳的利器。

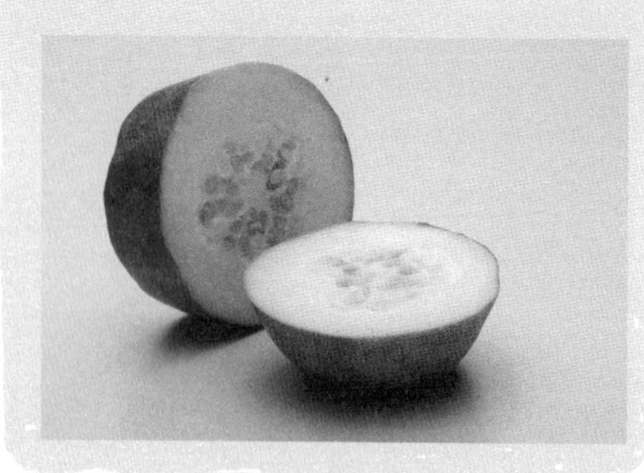

04 頭皮屑

病因

頭皮屑在醫學上稱為「頭皮糠疹」，是一種由馬拉色菌引起的皮膚病。馬拉色菌在頭皮上的大量繁殖，引起頭皮角質層的過度增生，使角質層細胞以白色或灰色鱗屑的形式異常脫落，這種脫落的鱗屑即為頭皮屑。

頭皮屑產生的原因通常分為「生理性」和「病理性」兩種：

❶ **生理性**：頭皮屑是皮膚、頭皮、表皮細胞不停地新陳代謝產生的結果，頭皮光滑，通常看不到明顯的脫屑。

❷ **病理性**：是頭皮上皮細胞過度增生所引起的，而導致上皮細胞過度增生的原因，主要是以下四種：

①**脂溢性皮膚炎**：脂溢性皮膚炎是引發頭皮屑最主要的原因，常常出現在成年人群中，它會在頭皮上分泌出較厚的油脂，或使頭髮異常乾燥。

②**頭癬**：通常附著在頭皮，呈斑狀分布較厚且較緊的銀白色鱗屑。

③ **乾癬**：由頭皮和頭髮的黴菌感染引起，一般常見於兒童，多由於衛生習慣不良所導致。

④ **異位性皮膚炎**：常見於兒童，頭皮有瀰漫性乾屑，且伴隨全身皮膚乾燥或濕疹。

其他導致馬拉色菌致病的原因：

❶ 洗髮精沒洗淨。
❷ 使用脫脂力過強的不良洗髮精。
❸ 頭皮上的皮脂過多。
❹ 飲食不當、飲酒及刺激性食物。
❺ 自律神經易緊張。
❻ 睡眠不足、疲勞。
❼ 胃腸障礙，營養不均衡，缺乏維生素A、B_6、B_2。
❽ 使用不良美髮用品。
❾ 內分泌不正常因素。
❿ 季節轉換。

預防的方法

由於頭皮屑是由真菌（馬拉色菌）感染引起的，因此，調整生活規律、避免吃煎炸、油膩、辛辣等食品等可起到調節、保護頭皮自身平衡，抑制馬拉色菌過度繁殖，減少頭皮屑發生的幾率。另外，真菌都具有一定的傳染性，因此做好個人和家庭成員之間的起居衛生，分開使用毛巾、枕巾、梳子等生活用品，都可在一定程度上減少馬拉色菌在人際之間的傳播，進而達到預防頭皮屑發生的作用。

每次以桑樹根皮四錢，水二台斤（一千公克），燒開洗頭，一日一次，洗後勿用清水過頭，連用五天，促進頭皮血液循環，並治頭屑、頭癢，可再生髮。

祕方解析

桑樹根皮有很強抑菌的作用，對引發頭皮屑生成的馬拉色菌有很好的抑制效果，有人甚至還將它煮沸、濾淨，加香精製成護髮素，它不但可防止頭皮屑的生成，更能夠護髮、生髮，是很好的美髮天然用品。

05 斑禿

病因

斑禿俗稱「鬼剃頭」，是一種突發性、局限性斑片狀的掉髮性毛發病。若整個頭皮毛髮全部脫落，稱「全禿」；若全身所有毛髮均脫落者，稱「普禿」。該病與免疫力失調、壓力突然加大有一定關係。

目前病因尚不明確，神經精神因素被認為是一個重要因素。不少病例發病前有神經精神創傷，如長期焦急、憂慮、悲傷、精神緊張和情緒不安等現象。有時病人在病程中，這些精神因素可使病情迅速加重。

近年來研究，斑禿的原因與下列因素有關：

❶ **遺傳：**具有遺傳過敏性體質的人易伴發斑禿。發病早，病程長，有百分之七十五的人可發展為全禿。

❷ **免疫失調：**斑禿患者伴有一些自身免疫性疾病的比率比正常人群高。常於四十歲以後發病。

症狀

❶ 初期會先出現一個或數個邊界清楚的圓形或橢圓形掉髮區，直徑約一至二公分，或更大。

❷ 中期的掉髮現象會持續增多，每片掉髮區亦會擴展，可互相融合形成不規則形，如繼續進展，可至全禿。

一般來說，掉髮的頭皮正常、光滑、無炎症現象，有時看上去較薄稍凹，這是由於頭髮和鬆根消失的緣故，並不是頭皮變薄。若治療得當，慢慢長出細絲的毛髮，像是嬰兒的新髮一樣，之後才漸漸的長為長髮。

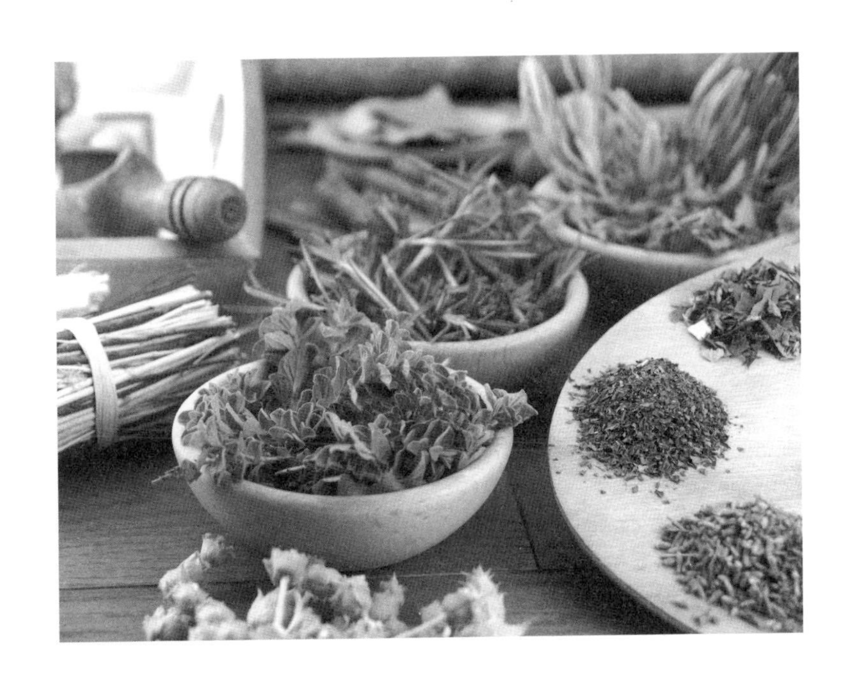

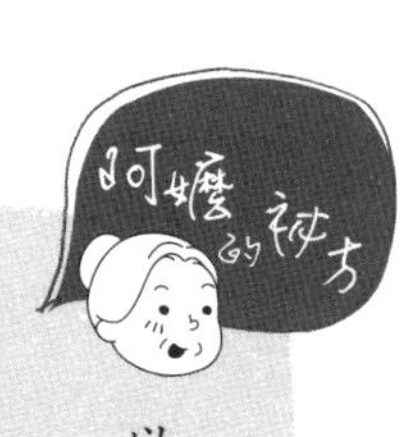

以老薑片每日擦頭皮三至五次，不出一、兩個月，便會長出頭髮。

祕方解析

誰都想要有一頭濃密的頭髮，而不想變成「地中海」或「禿頭」，即使有再多人說「十個禿子九個富」，也一樣沒有人願意當一個禿頭富翁。

自古以來，民間就流傳著如果想要身體的哪一個部位毛髮茂密，就用老薑塗抹想要生長毛髮的部位來達到目的。因為老薑能驅風去濕，使皮膚毛細管擴張，改善皮膚營養，活化細胞，讓皮膚更有光澤，更有彈性，更細嫩，同時也能提高皮脂腺機能，延緩皮膚衰老，促進毛髮增生。

由此可知，這其實並不只是流傳而已喔！

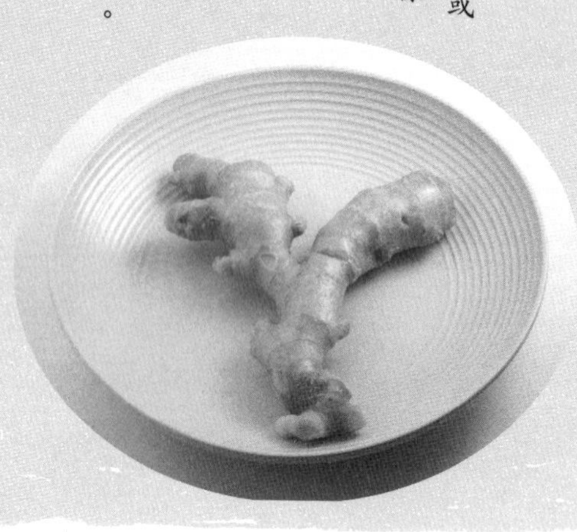

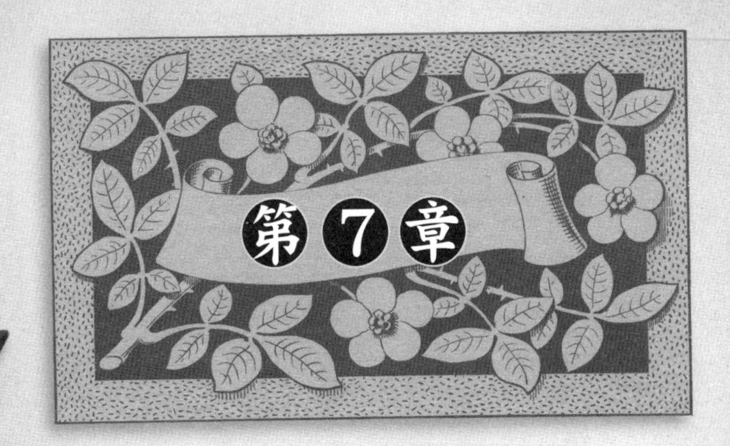

兒童保健方

百日咳／蛔蟲病
小孩厭食／磨牙
兒童缺鈣／腮腺炎
疝氣

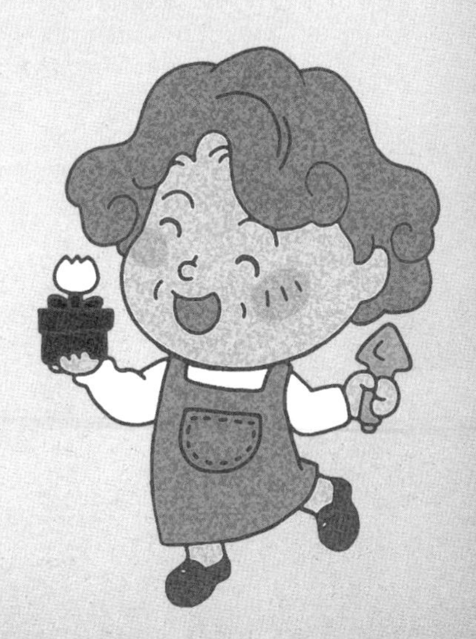

01 百日咳

病因

百日咳是由百日咳桿菌（Bordetella pertussis）所引起的急性呼吸道傳染病，因病程可長達兩到三個月，所以叫百日咳。

百日咳俗稱「雞咳」。新生兒及嬰幼兒一旦患病，易發生窒息而危及生命。

百日咳主要的致病原因有三：

❶ **傳染源**：患者是本病唯一的傳染源。自潛伏期末至病後六週均有傳染性，以發病第一週黏膜期傳染性最強。

❷ **傳播途徑**：主要通過飛沫傳播。

❸ **易感者**：人群普遍易感，但幼兒發病率最高。母體無足夠的保護性抗體傳給胎兒，所以以六個月以下的嬰幼兒發病較多。病後可獲持久免疫力，第二次發病者罕見。

症狀

潛伏期二至二十天，一般為七至十天。典型病程分為三期：

❶ **黏膜期**（前驅期）：自起病至痙咳出現，約七至十天。一開始會有類似一般上呼吸道感染的症狀，包括低熱、咳嗽、流涕、噴嚏等，三至四日後，其他症狀好轉而咳嗽加重。這個時期的傳染性最強，治療效果也最好。

❷ **陣發期**：咳嗽由單聲咳變為陣咳，連續十餘聲至數十聲短促的咳嗽，繼而一次深長的吸氣，因聲門仍處收縮狀態，而發出雞鳴樣吼聲，以後又是一連串陣咳，反覆直到咳出黏稠痰液或吐出胃內容物為止。每次陣咳發作可持續數分鐘，每日可達十數次至數十次，而晚上比白天嚴重。這個時期短則一至二週，長者可達兩個月。

❸ **恢復期**：陣發性痙咳逐漸減少至停止，雞鳴樣吼聲消失。此期一般為二至三週，但若有併發症可長達數月。

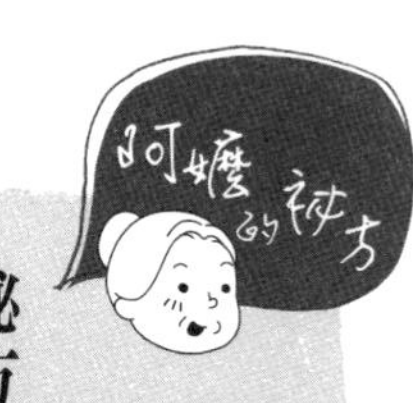

大蒜頭一顆，去皮搗爛加白糖三錢，過半小時後以開水沖服，兩天可治。

祕方解析

大蒜本來就是天然的治病劑，因大蒜中含有一種叫「硫化丙烯」的辣素，對病原菌和寄生蟲都有良好的殺滅作用，因此一直以來，大蒜就被用來治療多種疾病，除了百日咳外，還可治療感冒等呼吸系統感染病症，更能保護肝和心血管，甚至用來防癌。

由於大蒜中含硫化合物，具有十分強大的抗菌消炎作用，對多種球菌、桿菌、真菌和病毒等，均有抑制和殺滅作用，是目前發現的天然植物中抗菌作用最強的一種。

你也可以這樣做

家有病童，應注意以下幾點：

- 隨時保持居室空氣的新鮮。
- 要有耐心，避免病童的情緒激動或哭鬧。
- 咳嗽發作時，可協助並同側臥或坐起，輕拍其背部，按壓腹部或使用腹帶包紮，也可減輕因腹肌緊張所引起的腹痛，且有助於痰液排出。

02 蛔蟲病

病因

蛔蟲是人體腸道內最大的寄生線蟲，感染率可達百分之七十以上。蛔蟲成蟲在人小腸內產卵，蟲卵隨糞便排出人體外，當蟲卵存在於水中或附著於水果、蔬菜上，而從人口進入時，對人來說便是感染上蛔蟲病了。

蛔蟲病即人或動物（主要為家畜）感染上蛔蟲，被蛔蟲寄生於小腸，吸取人腹內的營養物質，靠攝取腸內半消化的食物生存，因此，感染蛔蟲易造成營養不良的情況。

症狀

症狀輕的人並不會有太明顯的症狀，較嚴重的人就會產生食欲不振、面黃形瘦，及腹痛、大便乾稀不調。

有些患病的小孩還會出現淡色白斑，鞏膜出現藍色斑點，下唇或出現顆粒樣大小白點，舌苔薄膩或花剝，舌尖紅尖。

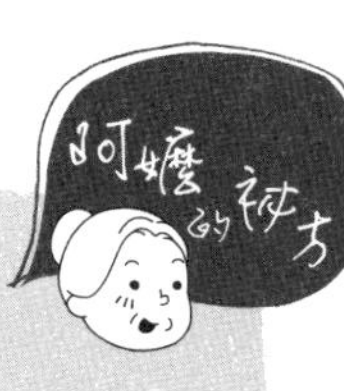

生南瓜籽二十粒，去殼，飯前空服一次吃下，第二天蟲子即可隨大便排出。

祕方解析

因為南瓜籽有很好殺滅人體內寄生蟲（如蟯蟲、鉤蟲等）的作用，對血吸蟲也具有很好的殺滅作用，是血吸蟲病的首選食療之品。但要特別注意的是，一次不要吃得太多，因為曾有過多食用南瓜籽而導致頭昏的臨床病例，且胃熱的病人更應該少吃，否則會有腹脹、腹悶的症狀出現。

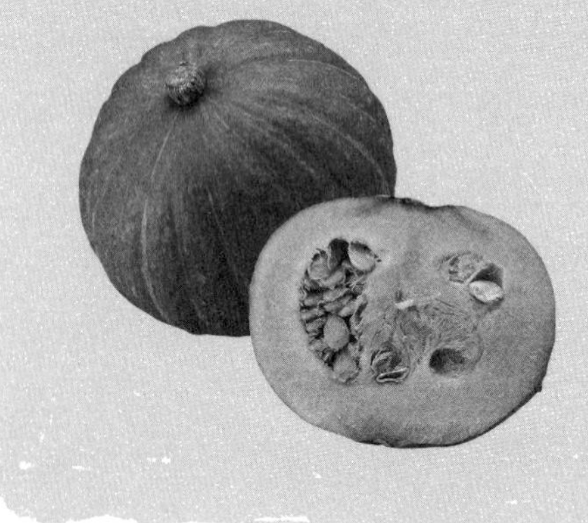

03 小孩厭食

病因

小孩厭食症是指三至六歲的小孩有較長期食欲減退或食欲缺乏為主的症狀。

小孩厭食症並非是一種疾病，而是一種症狀，通常是由某些疾病或心理因素所造成，像是消化性潰瘍、慢性肝炎、結核病、消化不良及長期便祕等，都可能是厭食症的原因（僅占百分之九）。

但是，大多數小孩厭食症不是由疾病引起，而是不良的飲食習慣、不合理的飲食制度、不佳的進食環境及家長和孩子的心理因素造成的（占百分之八十六）。

小孩厭食症的非疾病原因有以下幾種：

❶ 飲食不規律，沒有固定進食時間，正常的胃腸消化規律被打亂。

❷ 進食環境差，邊吃邊玩。

❸ 家長過分關注孩子進食，使孩子產生叛逆心理，進而以拒食作為提條件的籌碼。

❹ 運動不足，代謝減少，胃腸道消化功能得不到強化。

❺服藥太多或濫用保健補品，增加了胃腸消化吸收的負擔。

其他像生活不規律、睡眠欠充足、過度疲勞、便祕、身體不適等，也都是厭食不可忽視的原因。

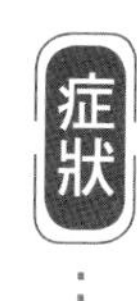
症狀……

❶飲食要規律，定時進餐，保證飲食衛生；生活規律，睡眠充足，定時排便；營養要全面，多吃粗糧、雜糧和水果、蔬菜；節制零食和甜食，少喝飲料。

❷改善進食環境，使孩子能夠集中精力去進食，並保持心情舒暢。

❸家長應避免過分關注孩子進食的行為；當孩子故意拒食時，不能遷就，如一、兩頓不吃，家長也無需擔心，這說明孩子攝入的能量已經夠了，到了一定的時間，孩子自然會要求進食；絕不能以滿足要求作為讓孩子進食的條件。

❹加強體育鍛鍊，尤其是長跑、游泳等耗氧運動。

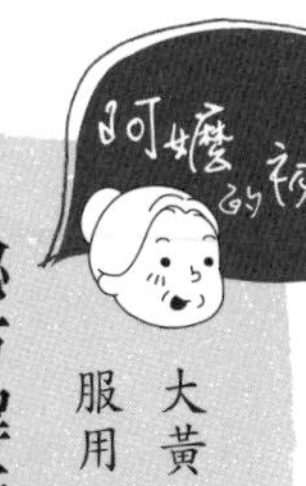

大黃、甘草按四比一的量，蜂蜜適量。將大黃、甘草研末，每次〇．五公克調以蜂蜜服用，每天三次，連服兩天。

祕方解析

很多家長都有擔心孩子吃得不夠多、營養不夠，甚至不願意吃飯的經驗。但基本上，除非生病了，或有其他的心理因素，不然當孩子餓了，就一定會找東西吃，過分的擔心，反而會讓小孩子對吃東西產生排斥或抗拒，進而產生厭食症。

這裡是利用大黃這味中藥材做成一道可瀉熱通便、消腹脹的祕方，對小孩子不想吃東西、沒胃口，甚至腸胃不適等，都可有很好的治療效果。

至於甘草和蜂蜜，都是調和藥性和藥味的，因為大黃苦味很重，不易吸引小孩子的味口，適當的加入甘草和蜂蜜，可去除部分苦味，較好入口。

你也可以這樣做

可針對商陽穴（在食指末節靠近大拇指一側，距離指甲大約〇．一寸的位置）、關衝穴（在無名指上靠近小指側，距指甲角外側〇．一寸處）、少澤穴（小指末節外側距指甲角〇．一寸處）三個穴位進行按摩。每天按摩十至十五分鐘，一天一至兩次。

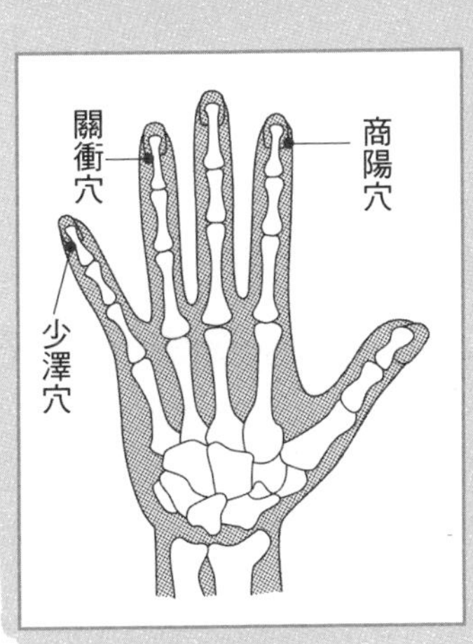

04 磨牙

病因

所謂磨牙症，是指睡眠時有習慣性磨牙或白晝也有無意識磨牙習慣，且隨時間越來越嚴重，是一種長期的惡性循環疾病。

造成磨牙的原因有以下幾個：

❶腸內寄生蟲病，尤其是腸蛔蟲病，這種情況較常見於兒童。

❷胃腸道的疾病、口腔疾病。

❸臨睡前給小孩吃不易消化的食物，這樣在寶寶睡覺後，都可能刺激大腦的相應部位，透過神經引起咀嚼肌持續收縮。

❹神經系統疾病。

❺小孩白天情緒激動、過度疲勞或情緒緊張等精神因素。

❻缺乏維生素，患有維生素D缺乏性佝僂病的孩子，由於體內鈣、磷代謝紊亂，會引起骨骼脫鈣、肌肉痠痛和自律神經紊亂，常常會出現多汗、夜驚、煩躁不安和夜間磨

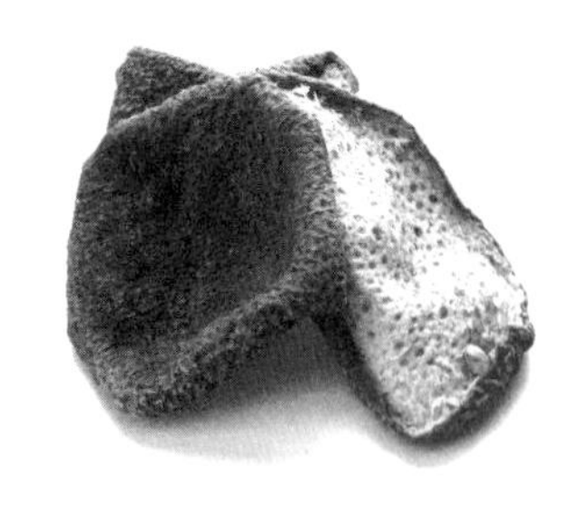

牙。

❼牙齒排列不齊，咀嚼肌用力過大或長期用一側牙咀嚼，及牙齒咬合關係不好，發生顳下頜關節功能紊亂，也會引起夜間磨牙。

❽孩子情緒和生活規律的影響，現在孩子通常學習較緊張，壓力大，同時還有不少孩子在晚間看驚險的打鬥電視、入睡前玩耍過度，這些因素都會引起磨牙。

❾如果因某件事情長期受到父母的責罵，引起壓抑、不安和焦慮，也會出現夜間磨牙的現象。

由此可見，磨牙基本上都是由某種疾病引起的，有些孩子因磨牙時間較長，雖經相應的治療，但因大腦皮層已形成牢固的條件反射，因此夜間的磨牙動作不會立即消失，容易形成一種習慣性磨牙，特別是胃腸病雖有好轉，但胃腸功能紊亂依然存在，所以磨牙動作不能在短時間內糾正過來，必須堅持較長時間的治療才能好轉。

症狀

❶**磨牙型**：常在夜間入睡以後磨牙，就是人們常說的夜磨牙，睡眠時患者做磨牙或緊咬牙動作。

❷ **緊咬型**：常有白天注意力集中時不自覺地將牙咬緊，但沒有上下牙磨動的現象。

❸ **混合型**：兼有夜磨牙和白天緊咬牙的現象。

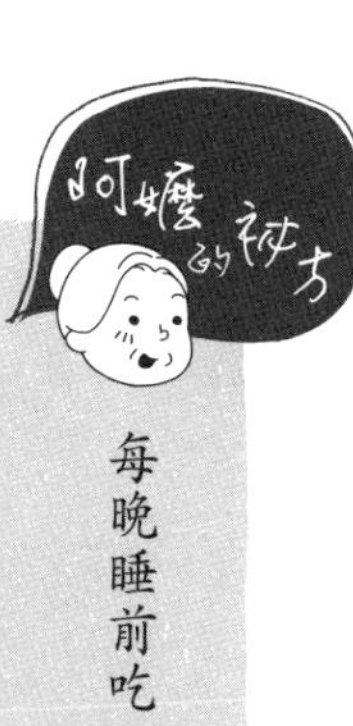

每晚睡前吃一塊生桔皮，連吃二至三天，可治小孩及成人睡覺磨牙。

祕方解析

嚴格說起來，磨牙並不算是一種嚴重的疾病，卻是潛藏性的病因之一，有磨牙習慣的人往往不自知，要靠旁人或另一半提醒。

生桔皮是中藥處方中的一味藥。所謂生桔皮，就是平常吃的桔子皮，經曬乾或烘焙乾燥後的中藥，桔皮味苦、辛，性溫，有理氣健脾、燥濕化痰等功效，主要就是藉由桔皮調理腸胃，以緩解因胃腸問題而引起的磨牙。

05 兒童缺鈣

病因

如果小孩在成長的過程中，缺乏充足的戶外活動，也很少曬太陽，引起鈣的吸收不足，導致各種缺鈣表現。

以下就是幾種可能會造成小孩缺鈣的主要原因：

❶ **日光照射不足**：維生素D是由皮膚中的7－脫氫膽固醇在紫外線的作用下轉變而來，如果接觸日光不足，易缺少維生素D。

❷ **攝入不足**：母乳及其他乳類中維生素D含量不多，若孩子不及時補充含維生素D的食物，易缺乏鈣質。

❸ **生長速度快**：嬰兒生長速度快，維生素D需求量大。

❹ **慢性消耗性疾病**：嬰兒患慢性腹瀉及肝膽和腎臟疾病時，也會影響維生素D的合成和鈣的吸收。

症狀……

輕微缺鈣或缺鈣的早期，寶寶可能會有以下現象：

❶脾氣怪、煩躁磨人、不聽話、愛哭鬧。

❷睡眠不安寧，如不易入睡、夜驚、早醒、醒後哭鬧。

❸出汗多，與氣候無關，即使天氣不熱，穿衣不多，不該出汗時也出汗。

❹因煩躁和汗水刺激，寶寶躺著時喜歡搖頭擦枕，時間久了，後腦勺處的頭髮被磨光，形成枕禿。

嚴重缺鈣時，寶寶可能會有以下現象：

❶出現抽筋的現象。

❷牙齒長得特別慢（一般小孩生後四至十個月萌出第一顆乳牙）。

❸會站、走的時間較一般小孩晚（一般小孩一歲會獨自站立，十三至十五個月會獨自行走），還會出現雞胸、駝背、肌肉鬆軟無力等現象。

❹因缺鈣還會造成寶寶免疫力、抵抗力下降，經常感冒、發燒、拉肚子。

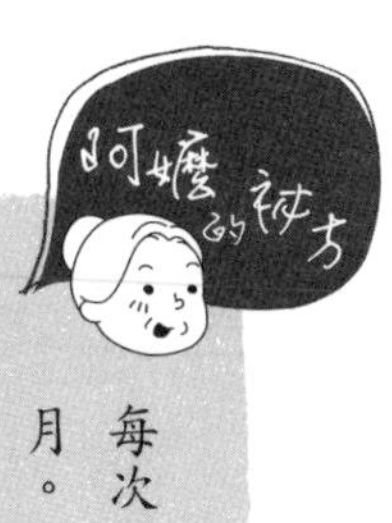

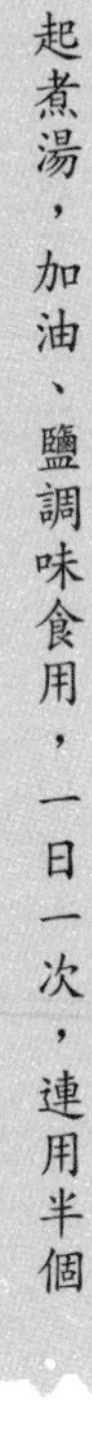

每次用蝦皮五錢、海帶一兩，一起煮湯，加油、鹽調味食用，一日一次，連用半個月。

祕方解析

不論是蝦皮或海帶，都含有豐富的鈣質，可提供寶寶在成長過程中所需要的鈣，因此，若發現寶寶有缺鈣的現象時，可在平時飲食中適當加入含鈣的食物，但因寶寶還小，可吃的副食品不多，因此，將蝦皮和海帶一起煮成湯汁讓寶寶喝下，一方面好吸收，另一方面也較不易被排斥，效果自然會比較理想。

06 腮腺炎

病因

腮腺炎是由腮腺炎病毒侵犯腮腺引起的急性呼吸傳染病，是兒童和青少年中常見的呼吸道傳染病，成人也會感染發病，由腮腺炎病毒所引起。腮腺的非化膿性腫脹疼痛為突出的病徵，病毒可侵犯各種腺體組織或神經系統及肝、腎、心、關節等器官。

腮腺炎分為「化膿性」和「病毒性」兩種。

化膿性腮腺炎是由細菌感染引起，主要是葡萄球菌。常見的病因是：

❶ 腮腺分泌機能減退，多見於急性傳染病及衰弱的患者。

❷ 腮腺導管口堵塞。

❸ 腮腺鄰近組織的炎症。

病毒性通常稱之為「流行性腮腺炎」，較多發生於幼兒或少年時期，有傳染接觸史，可雙側或單側受累，白血球不但不增高反而減低或正常，局部症狀和化膿性差不多，但沒有化膿傾向。

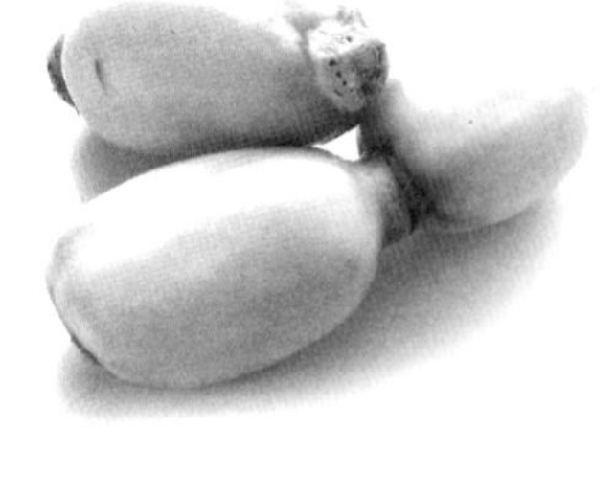

症狀

腮腺炎主要表現為一側或兩側耳垂下方腫大，腫大的腮腺常呈半球形，以耳垂為中心，邊緣不清，表面發熱有角痛，張口或咀嚼時局部感到疼痛。腮腺腫脹在發病一至三天最明顯，以後逐漸消退，約兩週腫脹完全退盡。在發病初期的三至五天，多有發熱、乏力、不願吃東西等全身症狀。

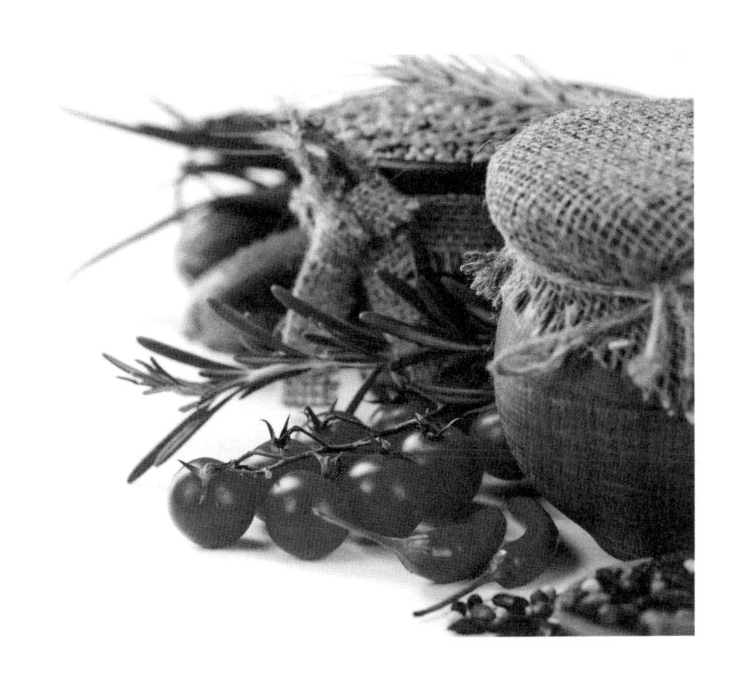

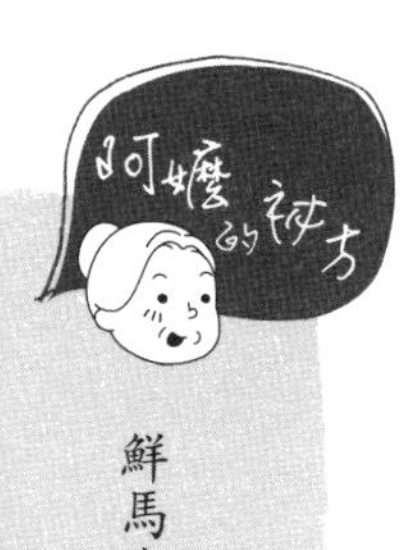

鮮馬齒莧，洗淨搗汁，加冰糖十公克，以適量開水沖泡，當茶飲，連服七天。

祕方解析

一旦得了腮腺炎，最好臥床休息，不要再去公共場合。以軟、易消化的食物為宜，避免酸辣等刺激性食物。因為這些食物易刺激唾液腺分泌，導致局部疼痛加劇，並盡量多喝開水，保持口腔清潔，以免細菌感染，引發更嚴重的病況。

此外，還可適當的運用這個祕方，可消去熱痛，縮短病程。因為馬齒莧本身就具備清熱、解毒、涼血等功用，並含大量去甲腎上腺素、多量鉀鹽、枸櫞酸、草酸、胺基酸（谷氨酸、天冬氨酸、丙氨酸）、胡蘿蔔素，維生素B_1、B_2、C，菸酸、糖類、蛋白質、鈣、磷、鐵等成分，對大腸桿菌、痢疾桿菌、傷寒桿菌、金黃色葡萄球菌等有抑制作用的關係。

你也可以這樣做

中醫認為腮腺炎發病的原因，是由於外感疫毒之邪蘊於少陽陽明，疫火循經上攻頭面所致，治療採取清熱解毒、散結消腫為主。一般居家可採用藥膳牛蒡粥、鮮藕粥來做食療。

07 疝氣

病因

疝氣，俗稱「小腸串氣」，有臍疝、腹股溝直疝、斜疝、切口疝、手術復發疝、白線疝、股疝等，主要是指人體組織或器官一部分離開了原來的部位，透過人體間隙、缺損或薄弱部位進入另一部位。

疝氣多是因咳嗽、噴嚏、用力過度、腹部過肥、用力排便、婦女妊娠、小孩過度啼哭、老年腹壁強度退行性病變等原因引起，可分為「水疝」和「小腸疝」兩大類。

- **水疝**：分為睪丸鞘膜積液和精索鞘膜積液。
- **小腸疝**：分為直疝、斜疝、股疝、臍疝、白線疝、嵌頓疝、絞窄疝、切口疝、狐疝等。

症狀

疝氣的症狀最主要的是在腹股溝區，可看到或摸到腫塊，腫塊是由腹腔內的器官脫出到疝氣袋所形成，脫出的器官以小腸居多，因此摸起來感覺柔軟，退回去時常會伴有咕嚕咕嚕的雜音，其他如大腸、闌尾、大網膜等亦可能脫出。

引起腫塊出現的誘因是腹壓的上升，最常見的原因是哭泣，其他的還有咳嗽、排便、排尿等，安靜或睡眠時則忽隱忽現，較年長的小孩可令其站立，即可看到。

腹部用力也可誘發腫塊的出現，腫塊可能只見於腹股溝區，有些則會到達陰囊或陰唇。

阿嬤的祕方

野山楂十枚，以清水煎湯一碗，加少量紅糖，讓小孩飲用。

祕方解析

野山楂含多種維生素、酒石酸、檸檬酸、山楂酸、蘋果酸等，還含有黃銅類、內酯、糖類、蛋白質、脂肪和鈣、磷、鐵等礦物質，中醫認為，山楂具有消積化滯、收斂止痢、活血化瘀等功效，主治飲食積滯、胸膈痞滿、疝氣血瘀閉經等症。但由於山楂較酸，怕小孩子的接受度不高，因此加入紅糖，不但好喝，且治療疝氣的效果十分好喔！

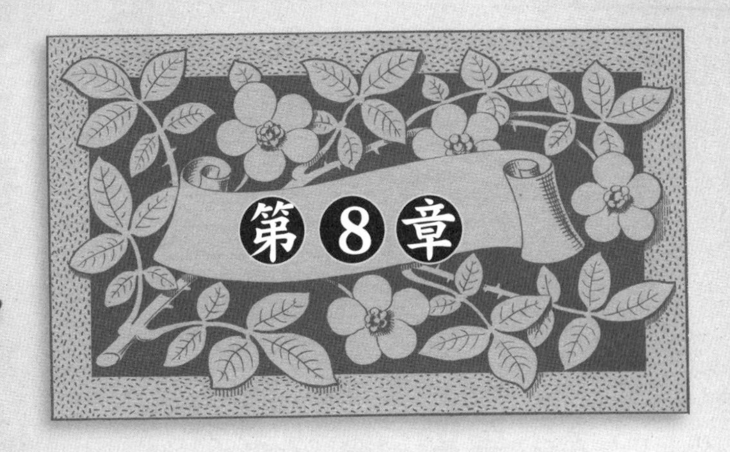

腸胃保健方

胃痛／胃潰瘍
腸胃炎・腹瀉
消化不良／便祕
（大便燥結・排便困難）
痢疾／打嗝／內、外痔瘡
脫肛

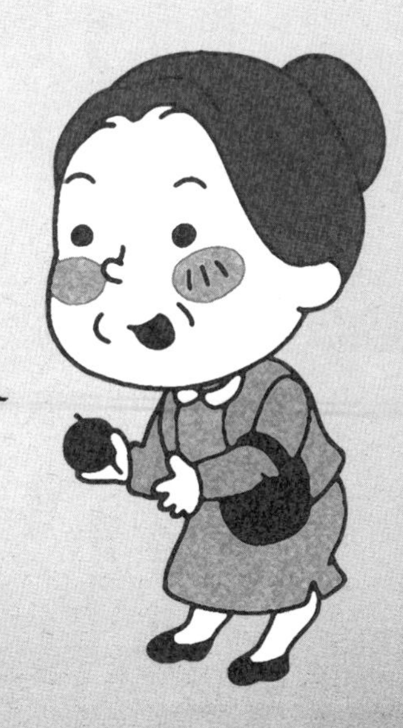

01 胃痛

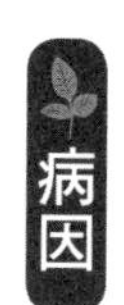

病因

胃痛是一種常見的症狀，有急慢性胃炎、胃及十二指腸潰瘍、胃神經官能症，及胃黏膜脫垂、胃下垂、胰腺炎、膽囊炎及膽石症等病。

導致胃痛的原因有很多，包括工作過度緊張、食無定時、吃飽後馬上工作或做運動、飲酒過多、吃辣過度、經常進食難消化的食物等，這些因素大多數是由胃酸逆流引起的，也就是原本待在胃內的液體逆流入食道。這些消化液中含有氫氯酸（鹽酸），這是工業上用來清潔金屬的腐蝕性物質。儘管胃有保護膜，以免受胃酸侵蝕，然而，食道卻缺乏此保護層。

因此，當胃酸逆流入食道時，會引起灼熱，有時嚴重到以為是心臟病發作。引起胃痛最常見的原因就是大吃大喝，但這並不是唯一的原因。有些人並未暴飲暴食，但也患胃痛。其實，胃痙攣就和食物沒有一點關係，它絕大多數起因於精神原因，生氣、精神緊張、壓力過大等，都可能引起胃絞痛。

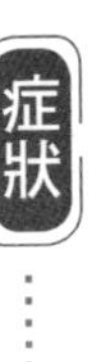

胃不適所伴隨的症狀繁多，如打嗝、脹氣、噁心、嘔吐、腹瀉、胸悶等，由於每種疾病表現的症狀不同，如果伴隨胸悶、燒心、吐酸水、打嗝等症狀，可能是食道疾病；假如伴隨空腹疼痛、飽脹餓痛、打嗝具酸味，甚至吐血，可能是胃潰瘍，但如果是打嗝、黃疸、發燒等症狀，與胃可能無關，而可能是膽囊的問題。因此，不能忽視腹痛外所伴隨的各項症狀。

阿嬤的祕方

大蒜頭一次一兩，連皮燒焦，再加一碗水燒開，加適量白糖空腹食用，一日兩次，連用七天可治。

祕方解析

以大蒜來治胃痛，相信大家都會懷疑吧！因為大蒜在一般人的觀念裡是屬於辛辣的東西，理論上對胃來說，只有讓胃不舒服的可能，怎麼還可治胃痛呢？

事實上，大蒜真的是可治療胃痛的，因為大蒜含有可有效抑制和殺死引起腸胃疾病的幽門螺桿菌等細菌病毒，清除腸胃有毒物質，刺激胃腸黏膜，促進食欲，加速消化，因此，只要適量的食用，對治療胃痛也有所助益。

02 胃潰瘍

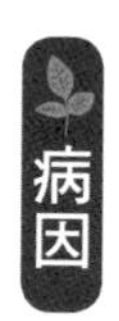

病因

潰瘍病分為「胃潰瘍」和「十二指腸潰瘍」，又稱為「消化性潰瘍」。它之所以稱之為消化性潰瘍，是因為既往認為胃潰瘍和十二指腸潰瘍是由於胃酸和胃蛋白酶對黏膜自身消化所形成的，事實上，胃酸和胃蛋白酶只是潰瘍形成的主要原因之一，還有其他原因可形成潰瘍。

❶ **遺傳因素：**胃潰瘍有時有家族史，尤其兒童潰瘍患者有家族史者，可占百分之二十五至六十。另外，A型血型的人比其他血型的人易患此病。

❷ **化學因素：**長期飲用酒精或長期服用阿斯匹林、皮質類固醇等藥物，均易致此病發生。此外，長期吸菸和飲用濃茶似乎也有一定關係。

❸ **生活因素：**潰瘍病患者在有些職業（如司機和醫生等）當中似乎更為多見，可能與飲食欠規律有關。工作過於勞累也可誘發本病發生。

❹**精神因素**：精神緊張或憂慮，多愁善感，腦力勞動過多也是本病誘發因素。可能因迷走神經興奮，胃酸分泌過多而引起。

❺**感染因素**：幽門螺桿菌是否會引發胃潰瘍還不是很確定，然而，幾乎所的胃潰瘍患者都有合併慢性活動性胃炎，而幽門螺桿菌又是胃炎的發病和蔓延的主要病因，因此，還是不能排除有受到幽門螺桿菌感染的可能。

❻**其他因素**：不同國家、不同地區本病的發生率不盡相同，不同的季節發病率也不一樣，說明地理環境及氣候也是重要因素。

症狀……

❶**主要症狀**：上腹痛、慢性、週期性節律性上腹痛。

❷**其他**：胃腸道症狀及全身症狀，如噯氣、反酸、胸骨後燒灼感、流涎、噁心、嘔吐、便祕等，可單獨或伴疼痛出現；反酸及胸骨後燒灼感是由於賁門鬆弛，流涎（泛清水）是迷走神經興奮增高的表現；噁心、嘔吐多反映潰瘍具有較高活動程度；便祕較多見與結腸功能紊亂有關。部分患者有失眠、多汗等自律神經功能紊亂症狀。

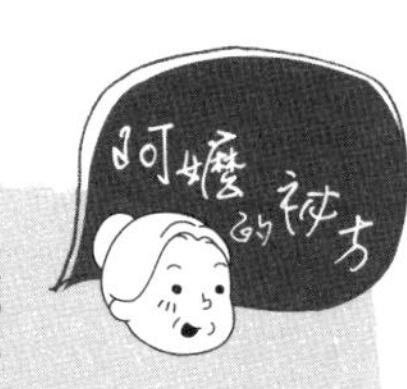

高麗菜（甘藍菜）加水（略蓋過菜）及少量油、鹽煮成湯，菜煮軟即可。吃正餐前先吃二至三口高麗菜（細嚼後再嚥下）。正餐需均衡，蔬菜略多些。腸胃症狀改善後即可正常飲食。

祕方解析

高麗菜性平，味甘，可健胃益腎、通絡壯骨、填補腦髓，被譽為「廚房的天然胃菜」，因為高麗菜含有的維生素K_1、U，可抗潰瘍因子，能修復體內受傷的組織，所以對於胃潰瘍和十二指腸潰瘍，可有效的預防改善。但如果過量食用，易發生便祕等症狀，所以適量攝取即可。

你也可以這樣做

針對厲兌穴（在二腳趾和三腳趾上，是二腳趾甲根邊緣中央下方二毫米處；三腳趾甲根邊緣中央下方二毫米處）及足三里穴（在腿部膝蓋下方，將手輕握在膝蓋上，以中指指尖畫水平線，該線與食指的交會點就是足三里）進行按摩，手法為按、揉、搓。每次兩分鐘，一日一次。

厲兌穴

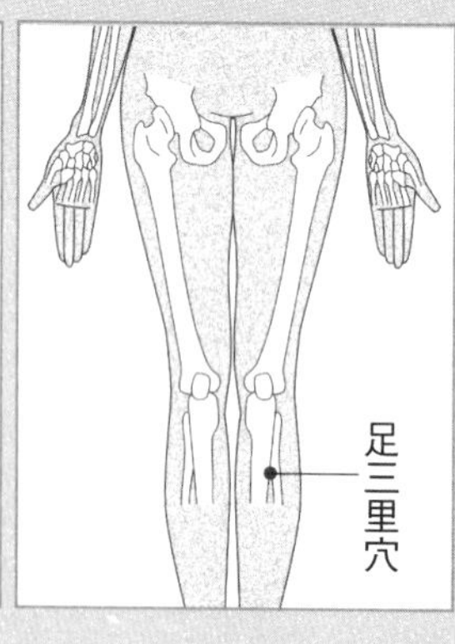

03 腸胃炎・腹瀉

病因

腸胃炎是胃黏膜和腸黏膜發炎，由食物中毒引起，分「急性腸胃炎」和「慢性腸胃炎」兩大類，分述如下：

❶ **急性腸胃炎**：是夏、秋季的常見病、多發病，多由於細菌及病毒等感染所致。沙門氏菌屬是引起急性腸胃炎的主要病原菌，其中以鼠傷寒沙門氏菌、腸炎沙門氏菌、豬霍亂沙門氏菌、雞沙門氏菌、鴨沙門氏菌較為常見。

❷ **慢性腸胃炎**：由不同病因所致的胃黏膜慢性炎症。最常見的是慢性淺表性胃炎和慢性萎縮性胃炎。一般分為兩個類型：炎症病變較表淺，局限在胃黏膜表面一層（不超過三分之一）者，稱作「慢性淺表性胃炎」；而炎症病變波及胃黏膜的全層，並伴有胃腺體萎縮者，則為「慢性萎縮性胃炎」。

慢性胃炎的發病誘因有許多，常見的有長期、大量地飲酒和吸菸，飲食無規律、飲食物過冷或過熱、過粗糙或堅硬，濃茶、咖啡和辛辣、刺激性食物等，都易誘發或加重病情，而急性胃炎治療不徹底，也會轉成慢性胃炎。

病因可以是細菌、病毒、農藥、食物本身的毒素、食物和食物起的化學作用、或其他無機性物質污染等。

❶ **細菌類的成因：**最常見的是食物受細菌感染，像是食物受到蒼蠅等蟲蟻的沾染，或放置在室溫或不適合的保存溫度下腐壞等都是，通常是以葡萄球菌和沙門桿菌、大腸桿菌最為常見。

❷ **病毒感染：**輪狀病毒是引起兒童腹瀉的最常見病原體。除此之外，可引致腸胃炎的病毒還有腺病毒、腸病毒、手足口病毒等等。這種感染可在兩天之內發病。

❸ **有些植物在生長過程中所產生的毒素，也可引致腸胃炎：**如紫杉、青性的茄屬植物、牽牛花及七葉樹屬植物等，都含毒素，而馬鈴薯塊莖所生的嫩芽，也是有毒的。

❹ **有毒的化學品：**如砷、鉛及各種殺蟲劑等。若服下這些化學品，在數小時內即可發病。

此外，阿米巴病、梨形鞭毛蟲病等疾病，也可引起腸胃炎的症狀。

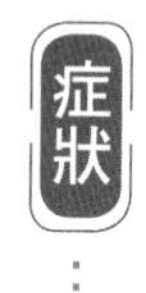

❶ **急性腸胃炎：**有噁心、嘔吐、腹痛、腹瀉、發熱等症狀，嚴重者可致脫水、電解質紊

亂、休克等。

❷ **慢性腸胃炎：**患病的人通常在飯後會有胃部疼痛和飽脹感，且常伴有噯氣、反酸、燒心、噁心、嘔吐、食欲不振、消化不良等現象。由於進食少、消化不良，可產生營養不良、消瘦、貧血和虛弱。一些病人還伴有神經系統症狀，如精神緊張、心情煩躁、失眠、心悸、健忘等，這些現象反過來又可加重慢性胃炎的胃部症狀，形成惡性循環，使病情複雜，不易治癒。

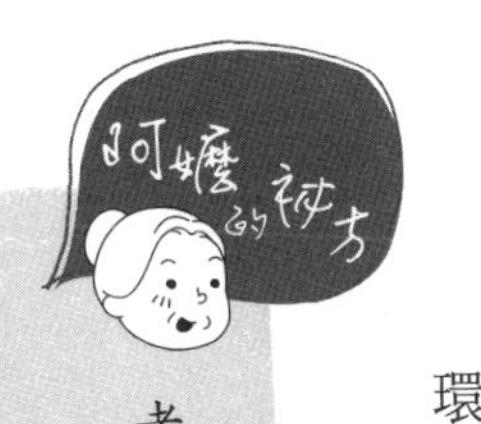

老柚子皮十五公克、茶葉十公克、生薑兩片，以水煎服。

祕方解析

柚子皮性溫，味辛、甘、苦，有健脾消食、去鬱解悶、下氣化痰、利膈疏肝等功效；細茶葉性涼，味甘、苦、澀，有清熱利濕，消食止痢等功效；生薑性溫，味辛，有降逆和胃、除邪等功效；至於生薑，本身就有暖胃的功用。本味加入生薑和茶葉，製成茶水飲用，自然可解除因腸胃炎而引起的腹瀉、腹痛等不適的症狀。

04 消化不良

病因

消化不良是由胃動力障礙所引起的疾病，也包括胃蠕動不好的胃輕癱和食道逆流，主要分為「功能性消化不良」和「器質性消化不良」。

引起消化不良的原因很多，包括：

❶胃和十二指腸部位的慢性炎症，使食道、胃、十二指腸的正常蠕動功能失調。

❷精神不愉快、長期悶悶不樂或突然受到猛烈的刺激。

❸胃輕癱則是由糖尿病、原發性神經性厭食和胃切除術所致。

❹老年人的消化功能減退，易受情緒影響，有時食物稍粗糙或生冷及食物過多、過油膩時也可誘發。

消化不良可由特發性、先天性、炎症性、傳染性或胰腺疾病所致，也可繼發於多種全身性疾病，像是：

❶**乳糜瀉為麩質敏感性腸病**：是指原發性腸道吸收不良症候群，主要是因為小腸黏膜缺

乏某種肽酶，不能把對小腸黏膜有強烈損害作用的麩質代謝產物——α麩蛋白徹底分解，而引起腸黏膜損傷。

❷ **吸收不良症候群：**包括熱帶性和非熱帶吸收不良症候群，及小孩乳糜瀉。流行於熱帶地區的吸收不良症候群，以慢性脂肪瀉、多種營養素缺乏，口炎、巨幼細胞性貧血（megaloblastic anemia）為特性。

症狀

食欲不振，進食後腹部飽脹，腹部有壓迫感和（或）腹痛，可放射到胸部，另有呃氣、燒心、輕度噁心、嘔吐、舌苔厚膩等症。

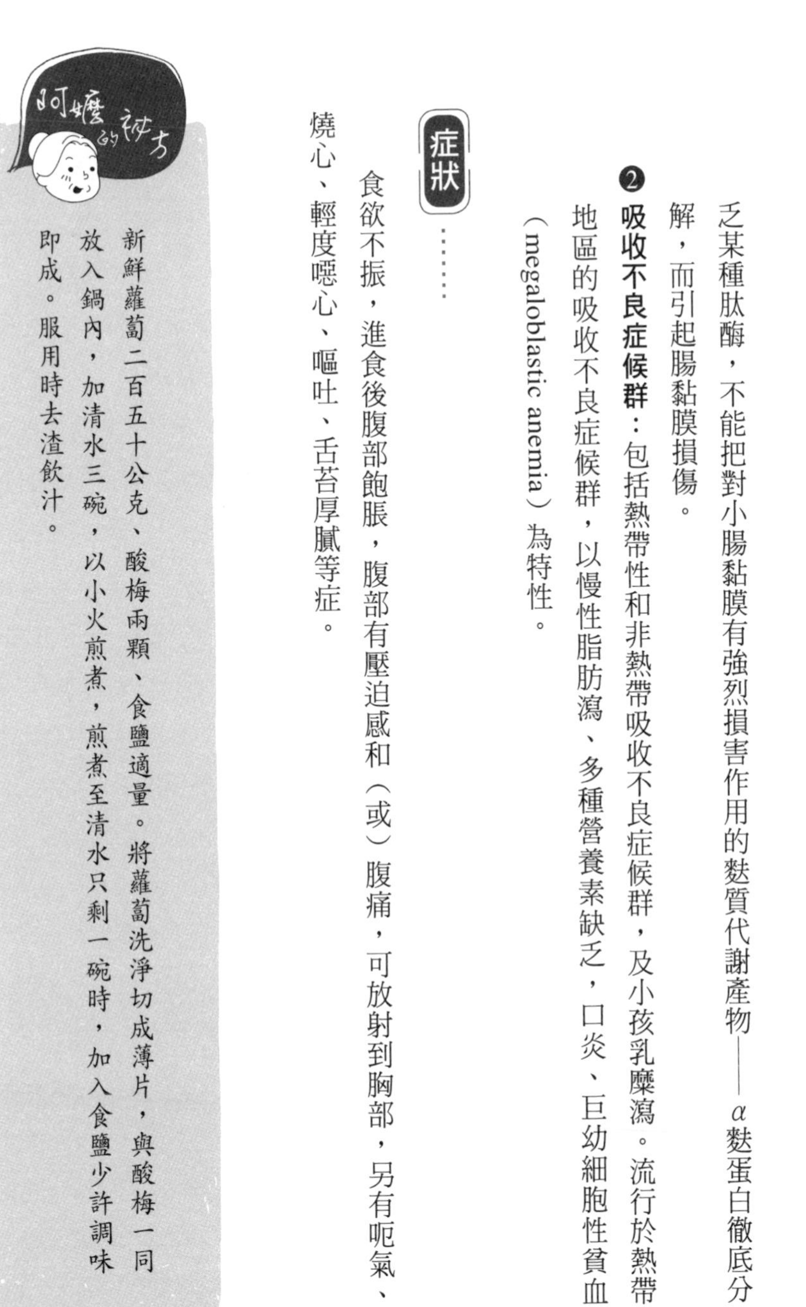

新鮮蘿蔔二百五十公克、酸梅兩顆、食鹽適量。將蘿蔔洗淨切成薄片，與酸梅一同放入鍋內，加清水三碗，以小火煎煮，煎煮至清水只剩一碗時，加入食鹽少許調味即成。服用時去渣飲汁。

祕方解析

這個祕方主要是用在飲食積滯、進食過飽引起的胸悶、燒心、腹脹、煩躁、氣逆等症，有寬中行氣、化積滯、下氣生津、化痰去熱的功效。

蘿蔔含有能誘導人體自身產生干擾素的多種微量元素，可增強機體免疫力，並能抑制癌細胞的生長，對防癌、抗癌有重要意義，而蘿蔔中的芥籽油和膳食纖維可促進胃腸蠕動，有助於體內廢物的排出。中醫也認為蘿蔔有消食、化痰定喘、清熱順氣、消腫散瘀之功能，用它來治療消化不良十分有效。

你也可以這樣做

針對合谷穴（取穴方法是張開五指，當拇指和食指位於四十五度角時，在其骨骼延長角處）及商陽穴（在食指末節靠近大拇指一側，距離指甲大約〇・一寸的位置）、少澤穴（小指根部外側）進行按摩。每次至少五分鐘，一日一次。

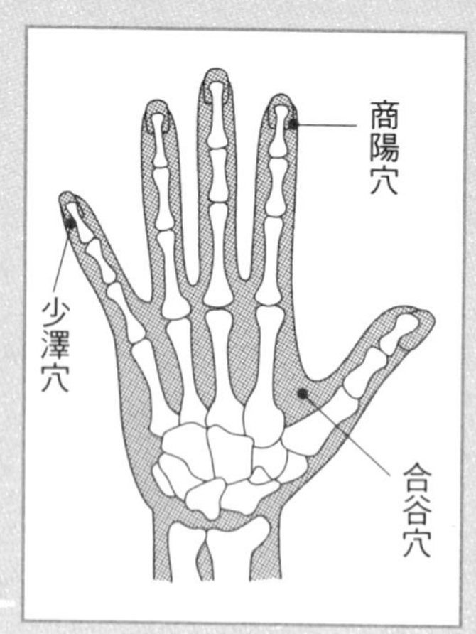

05 便祕（大便燥結・排便困難）

病因

便祕是多種疾病的一種症狀，而不是一種病。

便祕的原因常不是單一的，直接發病的原因可分為兩種，即結腸運動遲緩或痙攣引起的「結腸性便祕」和直腸反射遲鈍引起的「直腸性便祕」，又稱「排便困難」。還有人將便祕分為「緊張力減退性便祕」和「緊張力亢進性便祕」兩種類型。具體可歸納為如下幾種原因：

❶由於不良的飲食習慣，使食物的機械性或化學性刺激不足，或因攝入的食物過少、過細，尤其是缺少遺留大量沉渣的食物，使腸道刺激減少，反射性蠕動減弱而造成便祕。

❷生活習慣改變、排便姿勢不當、經常服用強瀉劑及灌腸等，均可能造成直腸反射敏感性下降，以致雖有糞便進入，而不足以引起有效的神經衝動，使排便反射不能產生而引起便祕。

❸精神抑鬱或過於激動，使條件反射發生障礙而引起便祕。

❹不良的生活習慣、睡眠不足、持續高度的精神緊張狀態等，也可能造成結腸的蠕動失常和痙攣性收縮而引起便祕。

❺飲水量太少，體內水分不足，致無法正常排泄，也是便祕的因素之一。

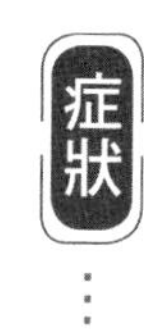

便祕的主要表現是大便次數減少，間隔時間延長；或正常但糞質乾燥，排出困難；或糞質不乾，排出不暢。可伴見腹脹、腹痛、食欲減退、噯氣反胃、大便帶血等症。常可在左下腹捫及糞塊或痙攣之腸型。

❶**急性便祕**：多由腸梗阻、腸麻痺、急性腹膜炎、腦血管意外、急性心肌梗塞、肛周疼痛性疾病等急性疾病引起，因此症狀多是原先病症之症狀。

❷**慢性便祕**：多無明顯症狀，但神經過敏者，可主訴食欲減退、口苦、腹脹、噯氣、發作性下腹痛、排氣多等胃腸症狀，還可伴有頭昏、頭痛、易疲勞等神經官能症症狀。症狀的發生可能與腸蠕動功能失調有關，也可與精神因素有關。由於糞便乾硬，或呈羊糞狀，患者可有下腹部痙攣性疼痛、下墜感等不適感覺，有時左下腹可觸及痙攣的乙狀結腸。

牛奶二百五十公克、雞蛋一個、蜂蜜適量。將雞蛋打入牛奶中，煮沸後待溫，調入適量蜂蜜，每日早晨服一次。

祕方解析

這道祕方適用於習慣性便祕者。

牛奶中的乳糖是半乳糖和乳糖，是最容易消化吸收的糖類，可促進人體對鈣和鐵的吸收，增強腸胃蠕動，促進排泄。而牛奶中的礦物質和微量元素都是溶解狀態，而且各種礦物質的含量比例，特別是鈣、磷的比例較合適，易消化吸收。

加入雞蛋製成蛋奶，再調入適量的蜂蜜，可使積在腹中的糞便不致過硬，有助排出。

但要提醒注意，此方組合屬強酸性食物，食用後須加吃蔬果類鹼性食物調整，否則易引起胃酸過量分泌而傷害腸胃，或體質酸化傷身。

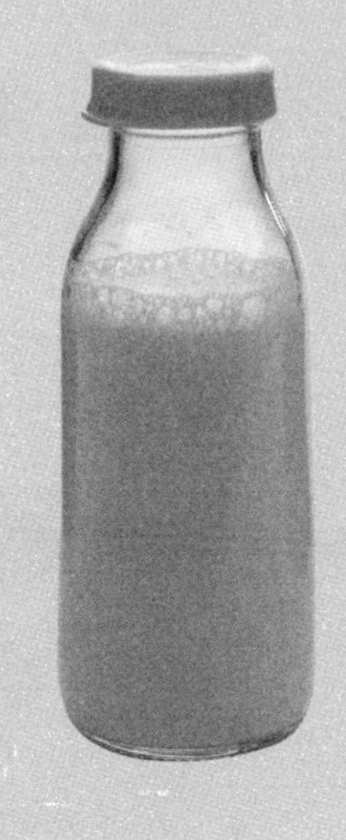

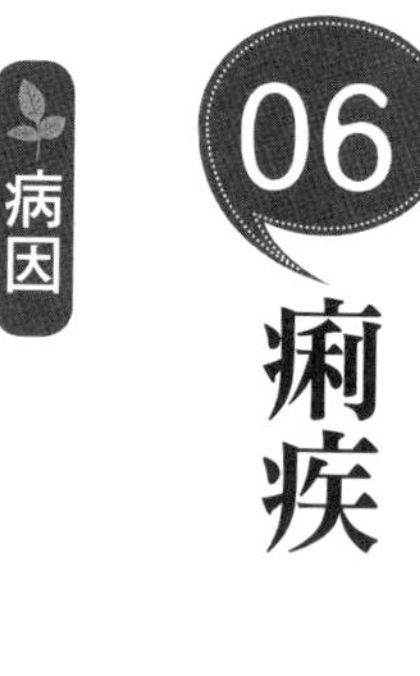

06 痢疾

病因

痢疾，為急性腸道傳染病之一，流行範圍廣，傳播快，發病率高，青少年及小孩最容易患病。主要是因感染痢疾桿菌引起，最常見的痢疾桿菌是志賀氏菌屬內的志賀痢疾桿菌，由志賀氏菌引起的菌痢症狀最為嚴重。

此病以結腸潰瘍性化膿性炎症為主要病變。大便後，如果不習慣以肥皂洗手，細菌就可能附著到手上，進而經污染的食具及食物而進入口內；或進食了未經煮熟受糞便污染的食物而致病。

症狀

痢疾臨床表現為腹痛、腹瀉、裡急後重、排膿血便，伴全身中毒等症狀。

嬰兒對感染反應不強，起病較緩，大便最初多呈消化不良樣稀便，病程易遷延。

三歲以上患兒起病急，以發熱、腹瀉、腹痛為主要症狀，可發生驚厥、嘔吐。若感染志賀氏或福氏菌感染者病情較重，易出現中毒型痢疾，多見於三至七歲兒童。

阿嬤的祕方

木棉花十五公克、金銀花十五公克，以水煎後內服，每日一劑，分三次服用，連服七至十天。

祕方解析

木棉花可以清熱、止痢、解毒；自古以來，金銀花也被用來解毒和清熱，金銀花的花莖、葉、花蕾中的主要成分為綠原酸，綠原酸在臨床上有很好的抗菌消炎的作用，這道祕方可用來治療細菌性痢疾所致的膿血便、腹痛等病症。

另有一簡易方：高麗菜（甘藍菜）加少量油、鹽及水煮軟，配合白饅頭、深色萵苣葉（切碎，加少量油、鹽炒熟即可）、豆干（軟硬適中）食用，即可改善症狀。

07 打嗝

病因

打嗝是因為橫膈膜痙攣收縮而引起的。橫膈膜不是分隔胸腔和腹腔的一塊膜，而是一大塊肌肉。打嗝時，橫膈膜不由自主的收縮，空氣被迅速吸進肺內，兩條聲帶之中的裂隙驟然收窄，因而引起奇怪的聲響。我們並不清楚橫膈膜為什麼會失控地自行收縮。雖然大部分打嗝現象都是短暫性的，但也有些人會持續地不停打嗝。

引起打嗝的原因有多種，包括胃、食道功能或器質性改變，也有外界物質，生化、物理刺激引起，例如：進入胃內的空氣過多而自口腔溢出，精神神經因素（如迷走神經興奮、幽門痙攣）、飲食習慣不良（如進食、飲水過急）、吞嚥動作過多（如口涎過多或過少時）等，而胃腸神經官能症、胃腸道慢性疾病引起胃蠕動減弱所致時，則發病率頻繁且治療時不易改善。

下面是七個易造成打嗝的原因：

❶ **喝飲料太多：**如果喝了很多飲料，把胃塞得滿滿的，就沖淡了消化液，消化液濃度越

低，打嗝就會越重。

❷**服用阿斯匹林等易冒泡的藥物**：像是阿斯匹林這類溶解在水裡會冒出碳酸氣的藥物，便會引起打嗝。

❸**充氣飲料**：從香檳酒瓶或可樂罐裡沖出來的壓縮氣體，以同樣的力量從消化系統冒出來。這些東西讓消化系統充滿過量空氣，從而引起打嗝。

❹**情緒焦慮**：當處於精神壓力大的狀態，身體對氧氣的需求就會增加，身體就會反射性的像魚那樣用嘴吸進很多空氣，引起打嗝。

❺**熱咖啡或熱茶**：美國鹽湖城大學的科學家證明，熱咖啡或熱茶的蒸汽會隨大量空氣一起吸入體內，且為了讓熱的東西很快冷卻，你會吹氣，這樣也會把大量空氣吸入體內。所以，要等熱咖啡或熱茶稍涼再喝。

❻**吃飯太快**：匆忙進食會吸入很多空氣，所以應小口、小口地吃，細嚼慢嚥。

❼**吃飯說話太多也會引起打嗝**：吃飯時說話，同樣的也會吸入空氣，造成橫膈膜的收縮而打嗝，所以吃飯時最好安靜。

發生打嗝時不要心焦氣燥，若因過飽、過急飲食造成者，數分鐘內可自動緩解，因慢性病導致者，在解痙、加強胃動力治療後也無大礙。不過不要在打嗝時服冷飲，也不要做劇烈運動。

預防的方法

❶ 吃飯時最好不要喝水或其他飲料。

❷ 細嚼慢嚥。保證足夠的用餐時間。

❸ 吃飯時，最好安靜地吃。

❹ 盡量不要喝氣泡式飲料。

阿嬤的祕方

通天草十五公克、代赭石三十公克，以水煎服。

祕方解析

在《中草藥手冊》中就有記載，通天草有止打嗝的效用，通天草其實就是荸薺，因它含有豐富的磷，可促進體內的糖、脂肪、蛋白質三大物質的代謝，調節酸鹼平衡，對因碳酸飲料引發的打嗝自然有所作用。

至於代赭石，對腸管有興奮作用，可使腸蠕動亢進，對治療噫氣嘔逆、噎膈反胃都有效果。

08 內、外痔瘡

病因

人體直腸末端黏膜下和肛管皮膚下靜脈叢發生擴張和屈曲所形成的柔軟靜脈團，稱為痔，又名痔瘡、痔核、痔病、痔疾等。醫學所指痔瘡，包括內痔、外痔、混合痔，是肛門直腸底部及肛門黏膜的靜脈叢發生曲張，而形成一個或多個柔軟靜脈團的一種慢性疾病。

痔瘡發病原因頗多，久坐、久站、勞累等，使人體長時間處於一種固定體位，從而影響血液循環，使盆腔內血流緩慢和腹內臟器充血，引起痔靜脈過度充盈、曲張、隆起、靜脈壁張力下降而引起痔瘡，是發病的重要原因之一。若運動不足，腸蠕動減慢，糞便下行遲緩或因習慣性便祕，從而壓迫靜脈，使局部充血和血液回流障礙，引起痔靜脈內壓升高，靜脈壁抵抗力降低，也可能導致痔瘡發病率增高。

痔核位於肛門裡面黏膜的稱為「內痔」，位於肛門口內側附近稱為「外痔」，二者都有的稱為「混合痔」。

痔瘡形成的八大原因：

❶ **不好的大便習慣**：上廁時吸菸、看書報雜誌，甚至便意不強時也勉強去上廁所，或不當的用力，試圖擠出大便等，都會使肛門和盆底肌肉增多不必要的負擔與局部瘀血，致使疾病發生和蔓延。

❷ **大便異常**：腹瀉和大便祕結，均是痔瘡的重要致病原因。大便祕結是最大的禍根，肛腸內長期滯留有毒物質不僅可能引發肛腸癌，且糞便堆積，影響血液循環。用力解出乾燥糞塊，必然會使肛門承受較大壓力，發生瘀血、脹腫、裂口等一系列病理變化。

❸ **慢性疾病**：如長期營養不好的，體質虛弱，導致肛門括約肌鬆弛無力。長期患慢性支氣管炎、肺氣腫，由咳喘造成腹壓上升、盆腔瘀血。慢性肝炎、肝硬化、腹瀉、結腸炎等均是肛腸疾病發生的誘因。

❹ **飲食原因**：長期飲酒或喜食辛辣食品的人，因酒和辛辣物可刺激消化道黏膜，造成血管擴張，結腸功能紊亂，肛腸疾病的致病率明顯上升。

❺ **生理原因**：結腸、肛腸為運送食品殘渣，存留糞便的主要器官，而食品經體內分解吸收後，殘渣中常帶有大量有害物質，長期滯留在結腸肛腸中，可引發腫瘤。

❻ **解剖原因**：肛門肛腸部有大量特殊性結構，如肛門隱窩、肛門腺、肛乳頭、肛腸瓣和特殊的血管構造。肛腸靜脈中缺少靜脈瓣，血液易於瘀積。門靜脈系和腔靜脈系在肛腸下端，有許多靜脈叢和吻合枝，靜脈壁薄弱，對壓力的抵抗力減低，肛腸黏膜下組

織疏鬆，有利於靜脈擴大曲張變形，易形成痔。

❼ **胚胎發育異常原因**：肛門盲腸部是人體在胚胎發育過程中內胚層與外胚層相互融合而成，如發育過程異常，可在肛門盲腸部發生許多先天性肛腸疾病，如先天性無肛症、先天性盲腸陰道瘺、先天性巨結腸等。

❽ **遺傳原因**：因遺傳基因的缺陷，可發生多發性結腸息肉，**P-J**症候群（家族性多發性息肉症，**Peutz-Jeghers syndrome**）等遺傳性肛腸疾病。

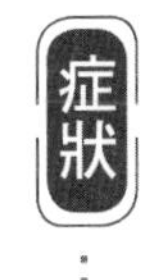

第一期：無痛苦，主要以便血、分泌物多、癢為主。

第二期：有便血，痔隨排便脫垂，但能自行還納。

第三期（又稱為晚期）：內痔脫垂於肛門口外，或每次排便脫出肛門口外，不能自行還納，必須用手托回。

第四期：內痔脫出肛門無法回納到肛門的裡面，這是內痔中最嚴重的病症。

痔瘡輕者給人的正常生活帶來不便，重者影響健康。如便血日久，可致不同程度的貧血，甚至出血性休克，危及生命；痔瘡壞死、感染嚴重時，可經過血液系統引起全身感染，後果嚴重。

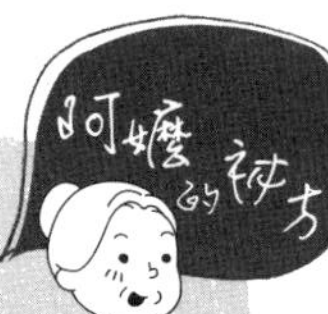

紅糖一百公克、金針菜一百二十公克。將金針菜加水兩碗煎至一碗，加入紅糖，溫服，每日一次。

祕方解析

金針菜又稱黃花菜，是一種多年生草本植物的花蕾，味鮮質嫩，營養豐富，含有豐富的花粉、糖、蛋白質、維生素C、鈣、脂肪、胡蘿蔔素、胺基酸等人體所必需的養分，其所含的胡蘿蔔素甚至超過番茄的幾倍。

金針菜性味甘涼，有止血、消炎、清熱、利濕、消食、明目、安神等功效，對吐血、大便帶血等都有治療的作用。以金針菜加紅糖熬汁飲用，可活血消腫，適用於痔瘡初期。

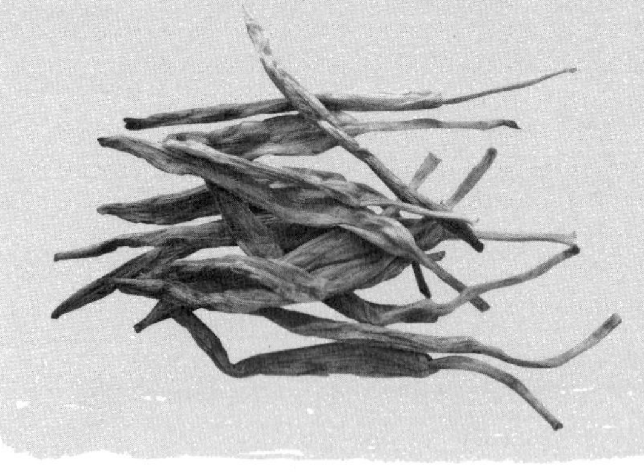

09 脫肛

病因

脫肛也稱「直腸脫垂」，指肛管直腸外翻而脫垂於肛門外，多見於三歲以下小孩，男女發病率相等，隨著年齡增長，多可自癒。

造成脫肛的原因，大致可分成「全身因素」和「局部組織解剖因素」兩種：

❶ **全身因素：**營養不良的小孩，坐骨直腸窩內脂肪消失，使直腸失去周圍支持固定作用，括約肌群收縮力也減弱，以致直腸容易自肛門口脫出。

❷ **局部組織解剖因素：**

① **骨彎曲度未形成：**嬰幼兒骶骨彎曲度未形成，骨盆向前傾斜不夠，直腸呈垂直位，與肛管處於一條直線上，腹腔內向下的壓力增加時，直腸無骶骨的支持，壓力直接作用到肛管上，使之易於向下滑動。

② **周圍肌肉支援力弱：**肛提肌和骨盆底部肌肉的支持力較弱。

③ **黏膜鬆弛：**直腸黏膜附著在肌層上較鬆弛，黏膜易自肌層滑脫。

❸**促成因素**：任何情況使腹內壓長期增高或突然增高，均可促成直腸脫垂。如經常便祕、腹瀉、百日咳、包莖及膀胱結石、長期慢性咳嗽等疾患，常是脫肛的誘因。有些疾病（如腰骶部脊髓脊膜膨出）或損傷（包括意外和手術損傷）造成括約肌及直腸周圍肌肉功能或神經功能障礙者，直腸失去支援，腹壓增高即可發生直腸脫垂。

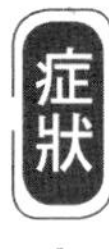

症狀

脫肛主要有以下臨床症狀：

❶**早期**：便後有黏膜自肛門脫出，並可自行縮回；以後漸漸不能自行回復，需用手上托才能復位，常有少許黏液自肛門流出，排便後有下墜感和排便不盡感，排便次數增多。

❷**晚期**：脫肛在咳嗽、噴嚏、走路、久站或稍一用力即可脫出，脫出後局部有發脹感，也可感到腰骶部脹痛，脫出的黏膜有黏液分泌，黏膜常受刺激可發生充血、水腫、糜爛和潰瘍，分泌可夾雜血性黏液，刺激肛周皮膚，可引起瘙癢。

❸**嵌頓**：由於肛括約肌鬆弛，很少發生嵌頓，一旦嵌頓發生，病人即感到局部劇痛，腫物不能用手托復位，脫出的肛管很快出現腫脹、充血、黏膜皺襞消失，如不及時治療，可發生絞窄和壞死。

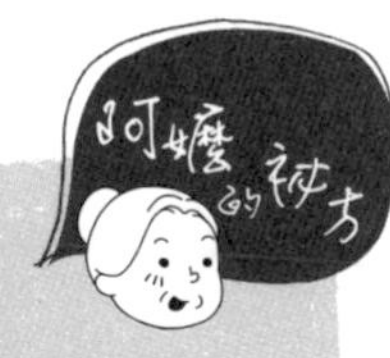

每次用韭菜半台斤、水兩台斤，煎開洗肛門，一日兩次，洗三天。

祕方解析

用韭菜水來洗肛門就可治療脫肛？很多人一定無法相信吧？這是因為韭菜葉含硫化物、苷類和苦味質，加熱後，可刺激肛門收縮，自然就可讓早期的脫肛自行縮回了。然而，這只適用於早期的脫肛，若是脫肛已進入晚期，還是必須給醫師診治，以免延誤時機，造成更大的傷害。

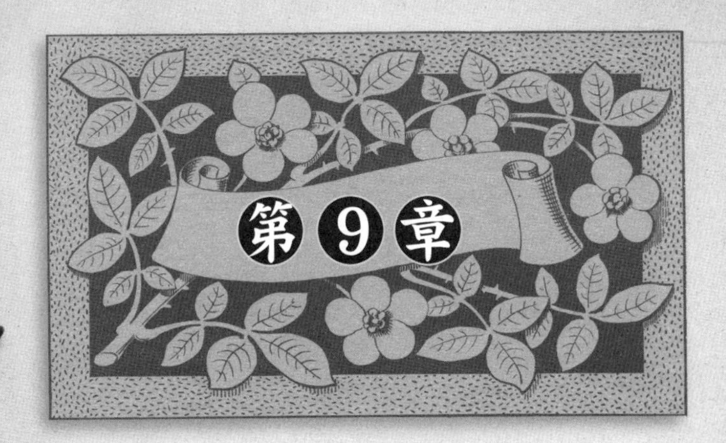

慢性病保健方

高血壓／心臟病
神經衰弱／貧血
腎臟病／膽囊炎
糖尿病／中風
甲狀腺功能亢進症
痛風／發炎

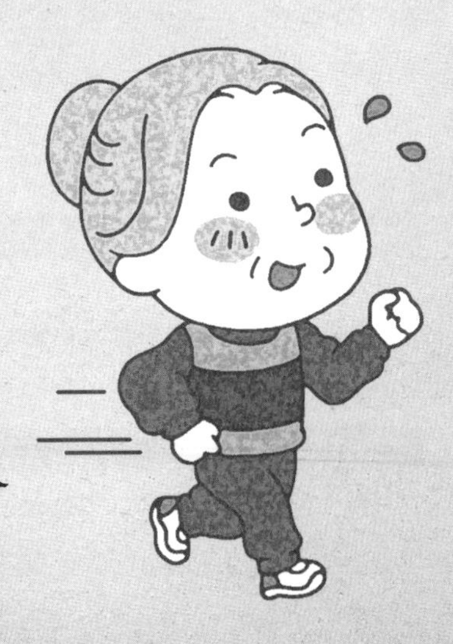

01 高血壓

病因

高血壓又稱為「動脈血壓異常增高」。血壓是心臟泵出血液並輸送至動脈所產生的壓力，而動脈血壓維持血液運行並把氧氣和營養送到各器官。在正常情況下，當人運動及感到壓力時，血壓會反應性上升，然而，如果不論任何時間血壓都處於高水平，也就是高於一百四十／九十毫米汞柱，就認為是高血壓。

高血壓會增加患冠心病的危險，繼而發展為特發性心臟病及中風。

高血壓可分為「原發性高血壓」及「繼發性高血壓」兩種。所謂原發性高血壓，是指找不出特定的原因，通常和個人遺傳體質有關者；而繼發性高血壓，

成年人之血壓分期

血壓分類	收縮壓（毫米汞柱）	舒張壓（毫米汞柱）
理想血壓	＜120毫米汞柱	及＜80 毫米汞柱
正常血壓	120～129毫米汞柱	80～84 毫米汞柱
正常但偏高	130～139 毫米汞柱	85～89 毫米汞柱
高血壓		
第一期	140～159 毫米汞柱	或90～99 毫米汞柱
第二期	160～179 毫米汞柱	或100～109 毫米汞柱
第三期	≧ 180 毫米汞柱	或 ≧110 毫米汞柱

資料來源：2003年ESH/ESC（歐洲高血壓學會/歐洲心臟高血壓協會）

則是繼發於其他疾病者。常見引起繼發性高血壓的原因包括：甲狀腺機能亢進、腎上腺腫瘤、藥物的副作用引起……

原發性高血壓多發生於四十歲以上的中老年人，但現代人因為飲食過度、運動太少，原發性高血壓有提早發生的趨勢。無論如何，對於三十歲以前就出現高血壓的患者，我們都必須先排除繼發性高血壓的可能。因為繼發高血壓患者如果能找出背後的病因，控制這個疾病，高血壓就會不藥而癒。

高血壓初期大多無明顯的症狀，其症狀通常是因為血壓長期升高以後，發生併發症時才出現，大部分高血壓患者都是在體檢或因為其他疾病就醫時量血壓後才被發現。

目前認為高血壓的發病與下列因素有關：

❶ **遺傳性**：高血壓的遺傳約為百分之五十，即血壓值百分之五十受遺傳影響，百分之五十受環境影響。祖父母、雙親有高血壓的家族，發生高血壓的比率比一般人口中的高血壓發生率高；雙親之一患高血壓者，其子女約百分之二十五會患高血壓，雙親均患高血壓者，其子女約百分之五十會患高血壓。又同卵雙胞胎的高血壓發生率比異卵雙胞胎高。所以，高血壓被認為有遺傳性。

❷ **食用鹽分過多**：食用鹽分少者較少發生高血壓，食用鹽分多者易有高血壓，兩者有密切關係。

❸ **肥胖**：根據高血壓的調查報告顯示，有百分之六十的高血壓患者是肥胖者，肥胖者百分之四十有高血壓，所以患高血壓的人，常有肥胖的情形存在。肥胖雖非引發高血壓的必然因素，但根據研究報告，肥胖可視為誘發高血壓的危險因素。

❹ **其他**：如壓力、緊張等，也可能引起高血壓。

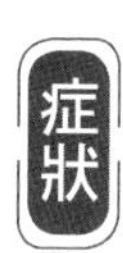

- **頭疼**：部位多在後腦，並伴有噁心、嘔吐感。若經常感到頭痛，且很劇烈，同時又噁心作嘔，就可能是向惡性高血壓轉化的信號。
- **眩暈**：女性患者出現較多，可能會在突然蹲下或起立時發作。
- **耳鳴**：雙耳耳鳴，持續時間較長。
- **心悸氣短**：高血壓會導致心肌肥厚、心臟擴大、心肌梗塞、心功能不全，這些都是導致心悸氣短的症狀。
- **失眠**：多為入睡困難、早醒、睡眠不踏實、易做噩夢、易驚醒。這與大腦皮質功能紊亂及自主神經功能失調有關。
- **肢體麻木**：常見手指、腳趾麻木或皮膚如蟻行感，手指不靈活。身體其他部位也可能出現麻木，還可能感覺異常，甚至半身不遂。

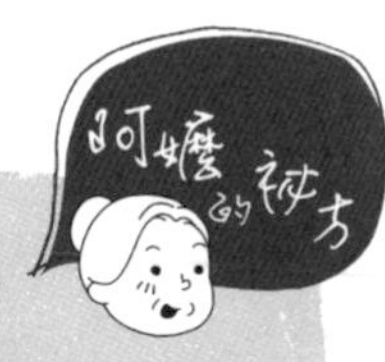

芹菜籽一兩，以紗布包好，放十台斤水煎湯，早、中、晚飲一杯。不怕辣者，可早、中、晚食生蒜兩頭，有降血壓、降血脂特效。

祕方解析

高血壓是一種十分值得重視的疾病，近年來，因為生活水準的提高，飲食也趨向西化，因此高血壓的患者一年比一年多，如果不從生活和飲食上改變起，高血壓和它所帶來的各種併發疾病對我們的威脅會越來越大。

想要預防血壓的升高和不穩定，芹菜籽是個好東西，它所含降壓、降脂成分是芹菜的五十倍，經加工，效果更佳，短期服用可有降血壓、降血脂的作用，長期服用遠遠優於其他中西藥品，而且沒有任何毒副作用。因此，如果你是有家族遺傳性高血壓或平時應酬多，又不愛運動，甚至是肥胖的人，常喝這道祕方，將有助控制血壓。

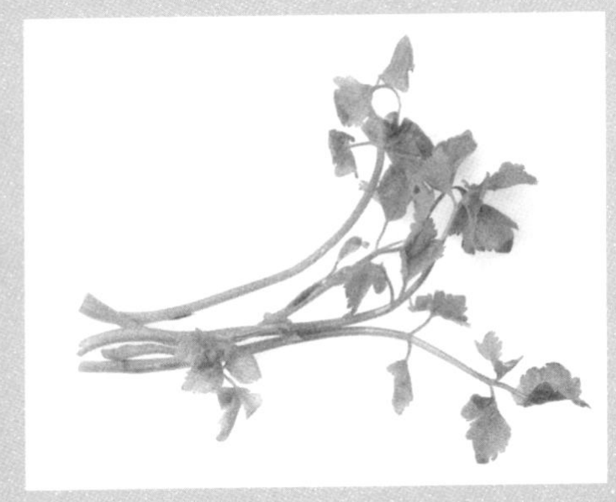

02 心臟病

病因

心臟病是心臟疾病的總稱，包括風濕性心臟病、先天性心臟病、高血壓性心臟病、冠心病、心肌炎等各種心臟病。

心臟病的造成原因如下：

❶ **先天性心臟病**：可能與母體懷孕早期的疾病或服用的藥物有關，或與遺傳有關。

❷ **後天性心臟病**：

①**冠狀動脈心臟病**：抽菸及糖尿病，高血壓等導致血管硬化狹窄，使血流受阻，易使心肌缺氧而受損。

②**高血壓性心臟病**：動脈性高血壓導致左心室肥大；肺高壓症導致右心室肥大。

❸ **風濕性心臟病**：慢性風濕性心臟病主要在風濕熱感染後，心臟瓣膜逐漸病變所導致之異常。

❹ **肺性心臟病**：因慢性支氣管炎，肺氣腫等導致肺動脈高血壓症，使得右心室肥大或衰

竭。

❺ **心肌病**：新陳代謝或荷爾蒙異常所致的心肌變化等，有時酗酒、藥物等也會導致心肌變化。

❻ **心臟腫瘤**：大多為良性腫瘤，以黏液瘤為最常見，原發性心臟惡性腫瘤很少見。

❼ **血管病變**：包括高血壓引起之動脈瘤及其他免疫機能異常引起之血管病變等。

症狀……

生活中出現下列現象時，建議做一次心臟檢查，以便早期發現心臟病，從而採取有效的防治措施：

- 體力活動時有心悸、疲勞、氣急等不適，或產生呼吸困難感。
- 勞累或緊張時，突然出現胸骨後疼痛或胸悶壓迫感。
- 左胸部疼痛伴有出汗，或疼痛放射到肩、手臂及頸部。
- 出現脈搏過速、過慢、短促或不規則。
- 熟睡或惡夢中突然驚醒，感到心悸、胸悶、呼吸不暢，需要坐一會兒才好轉。
- 性行為時感到呼吸困難、胸悶或胸痛。
- 飽餐、寒冷、吸菸、看情節緊張的電影或電視時，感到心悸、胸悶或胸痛。

- 在公共場所中，容易感到胸悶、呼吸不暢和空氣不夠。
- 上樓時比以前或比別人容易出現心悸和氣急。
- 突然出現一陣心悸、頭暈、眼前發黑，有要跌倒的感覺。
- 兒童的活動能力比同齡差，活動時感覺心悸、氣急、乏力、口唇青紫。
- 感冒後輕微勞動也感到心悸、疲乏，或走路稍快就覺氣急。
- 突然胸部不適而昏倒在地上，或有馬上要「死去」的感覺。
- 晚間睡覺枕頭低時感到呼吸困難，需要高枕而睡。
- 出現下肢浮腫。
- 手指或足趾末端出現肥大、變形。
- 臉、口唇和指甲出現青紫、暗紅等異常顏色。
- 靜息時自覺心跳有異常聲音，或手掌握觸前胸壁心臟部位時有震顫感。
- 妊娠期出現心悸、頭暈、氣急或浮腫。
- 左肩痛長期不癒。

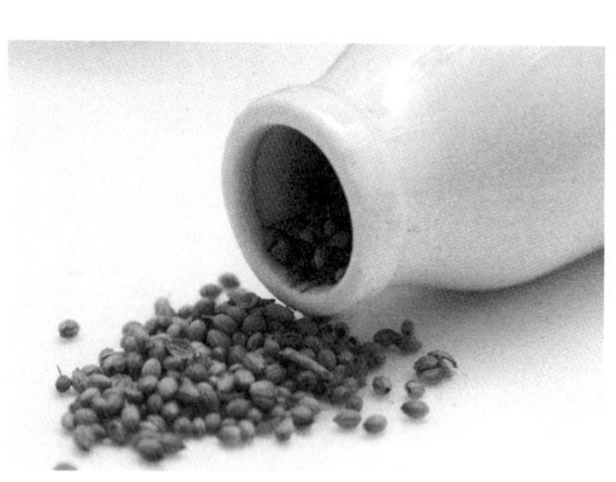

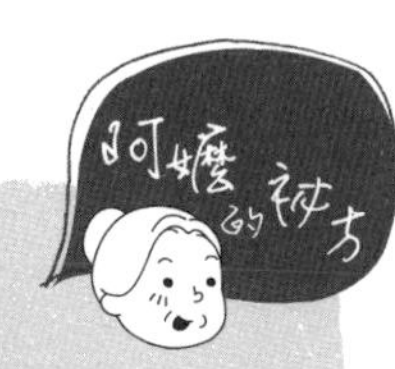

百合六十至一百公克，加糖，以水煎服，每日一次。

祕方解析

一旦患有心臟病，接受醫師長期的追蹤和治療才是唯一不變的真理，但在罹患心臟病之前，我們還是必須學習應有的預防之道，而這道祕方，正可達到預防的效果。

百合這味中藥材在《神農本草經》裡就有記載，味甘、平，主治邪氣腹脹、心痛，利大、小便，補中益氣。它含有豐富的營養成分，有澱粉、蛋白質、脂肪及鈣、磷、鐵、維生素B_1、B_2、C等營養素外，不僅具有良好的營養滋補之功，且還對秋季氣候乾燥而引起的多種季節性疾病有一定的防治作用。中醫上講，鮮百合具有養心安神、潤肺止咳的功效，對病後虛弱的人非常有益。

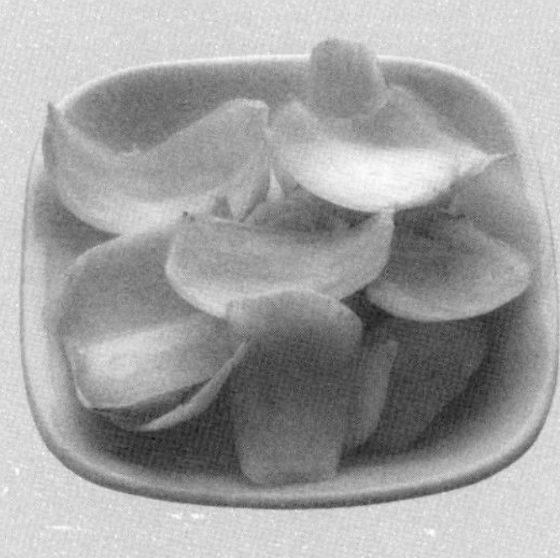

03 神經衰弱

病因

神經衰弱屬於心理疾病的一種，是精神易興奮和腦力容易疲乏、常有情緒煩惱和心理生理症狀的神經症性障礙。

凡能引起持續的緊張心情和長期內心矛盾的因素，使神經活動過程強烈而持久處於緊張狀態，超過神經系統張力的耐受限度，就有可能發生神經衰弱。

人類中樞神經系統的活動，在機體各項活動中起主導作用。而大腦皮質的神經細胞具有相當高的耐受性，一般情況下，並不易引起神經衰弱或衰竭。在緊張的腦力勞動之後，雖產生了疲勞，但稍事休憩或睡眠後就可以恢復，但強烈緊張狀態的神經活動，一旦超越耐受極限，就可能產生神經衰弱。

整體來說，應該可分成兩大方面：

❶ **性格的弱點**：每個人的性格是自小養成的，決定一個人的性格的因素有：

①遺傳。

②自小的教養，幼年及以後的經歷。

③腦部的任何創傷。

每個人的性格都有優點，亦有弱點。一個人性格上的弱點越大，他只要遇上較小的環境壓力，便會患上神經衰弱。反之，一個人性格上的弱點越小，他則要遇上較大的環境壓力，才會罹患上神經衰弱。

常見的性格弱點有過度緊張、過度悲觀、過度認真和固執、多疑、情緒不穩定、暴躁、孤獨內向等等。

❷環境的壓力：

①緊張，如考試、上司壓力、工作緊張等。

②憂慮，如擔心健康、經濟等。

③刺激，如失戀、親朋傷亡、生意失敗等。

④過勞，如讀書或工作過勞、夜生活過多、缺乏足夠休息等。

⑤受驚，如遇劫、戰爭、目擊意外發生等。

症狀……

神經衰弱的病人，由於內抑制減弱，遇事（刺激）易興奮，缺乏正常人的耐心和必要的等待，症狀可分成心理和生理兩方面：

❶ 心理方面：

①**易煩多憂**：面對生活中的各種矛盾和困難，即使是易解決的矛盾，都覺得困難重重，無法解決，以致唉聲歎氣，終日愁眉苦臉。

②**易喜善怒**：內抑制可幫助我們冷靜地處理問題，但神經衰弱病人，由於內抑制下降，情緒波動會比較大，缺乏正常人所具備的忍耐性。

③**緊張性疼痛**：通常由緊張情緒引起，以緊張性頭痛最常見。患者感到頭重、頭脹、頭部緊壓感，或頸項僵硬，有的還表現為腰背、四肢肌肉痛。這種疼痛的程度與勞累並沒有明顯關係，即使休息也無法緩解。

④**失眠、多夢**：睡眠是人腦最好的休息方式之一，但神經衰弱病人，由於大腦皮質的內抑制下降，神經易興奮，睡眠時不易引起廣泛的抑制擴散，難以入睡或不夠深沉，易驚醒或睡眠時間太短，或醒後又難以再睡。長期如此，勢必形成神經衰弱的失眠症。

⑤**心理、生理障礙**：焦慮是許多病人的基本症狀之一。焦慮可能是易於疲勞、記憶障礙、失眠的繼發症狀。病人經常對現實生活中的某些問題過分擔心或煩惱，也會對未來可能發生的、難以預料的某些危險而擔心煩惱。

❷ **生理方面：**

①**自主神經功能障礙**：表現為心慌、胸悶、多汗、消化不良、月經失調。

②**緊張性疼痛**：表現為感到頭部緊壓感、頭部沉重感，頸項僵硬、四肢肌肉疼痛。

③**睡眠障礙**：表現為由於長期壓力，大腦皮質的內一直下降，神經易於興奮，因而引起睡眠障礙症狀。

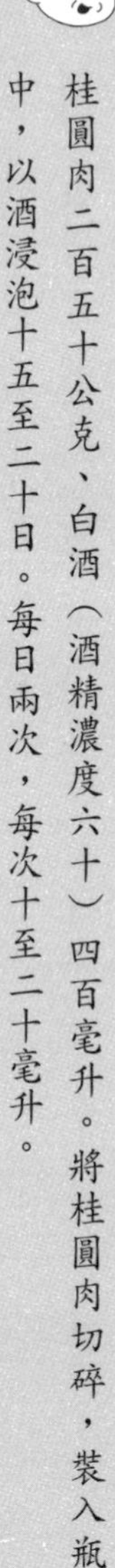

桂圓肉二百五十公克、白酒（酒精濃度六十）四百毫升。將桂圓肉切碎，裝入瓶中，以酒浸泡十五至二十日。每日兩次，每次十至二十毫升。

祕方解析

桂圓亦稱龍眼，性溫味甘，益心脾，補氣血，具有良好有滋養補益作用，可用於心脾虛損、氣血不足所致的失眠、健忘、驚悸、眩暈等症，將桂圓肉泡白酒每天喝，可治療神經衰弱、失眠、健忘、心悸等症狀。

據藥理研究證實，龍眼含葡萄糖、蔗糖和維生素A、B等多種營養素，其中含有較多的是蛋白、脂肪和多種礦物質。這些營養素對人體都是必需的。特別對於勞心之人，耗傷心脾氣血，更為有效。

04 貧血

病因

貧血不是一種獨立的疾病，而是指單位容積循環血液中的紅血球比積、紅血球數及或血紅蛋白量低於正常值，及全血容量減少，並由此而引發的症候群狀的總稱。

貧血因形成的原因大致可分成下面幾種：

❶ **缺鐵性貧血**：缺鐵會影響血紅蛋白合成而引起貧血，只要是女性就較易患上缺鐵性貧血，因為女性每個月生理期會固定流失血液所致。

❷ **出血性貧血**：急性大量出血，如胃及十二指腸潰瘍病、食道靜脈曲張破裂或外傷等所引起的。

❸ **溶血性貧血**：紅血球過度破壞所引起的貧血，但較少見，伴有黃疸。

❹ **巨幼細胞性貧血**：缺乏紅血球成熟因素而引起的貧血，而缺乏葉酸或維生素 B_{12} 引起的巨幼細胞性貧血，多見於嬰兒和孕婦長期營養不良。

❺ **惡性貧血**：長期缺乏葉酸、維生素 B_{12} 等營養素所引發的巨球性貧血（macrocytic

anemia，紅血球體積過大）。

❻ **再生障礙性貧血**：伴有胃酸缺乏和脊髓側柱、後柱萎縮，病程緩慢；造血功能障礙引起的貧血。再生障礙性貧血，是由多種原因引起的骨髓幹細胞、造血微環境損傷及免疫機制改變，導致骨髓造血功能衰竭，出現以全血細胞（紅血球、粒細胞、血小板）減少為主要表現的疾病。

症狀

❶ **一般表現**：疲乏、困倦無力是貧血最早症狀。

❷ **心血管系統表現**：活動後心悸、氣短最為常見，部分人出現心臟衰竭。

❸ **中樞神經系統**：頭疼、頭暈 目眩、耳鳴、注意力不集中、嗜睡。

❹ **消化系統表現**：食欲減退、腹脹噁心為常見。

❺ **泌尿生殖系統表現**：重度貧血，可有輕度蛋白尿，夜尿增多。

❻ **其他**：皮膚乾燥毛皮枯乾等。

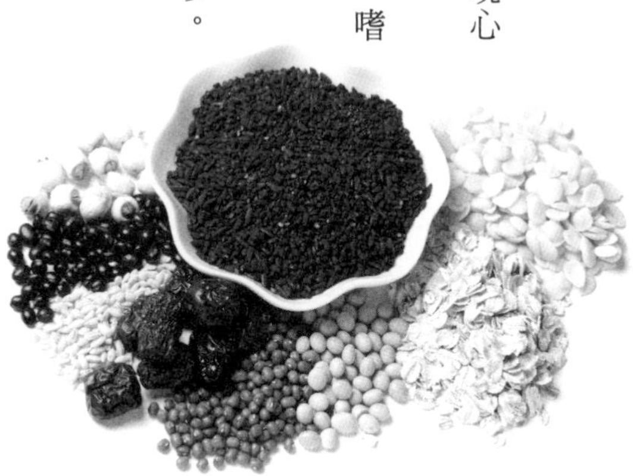

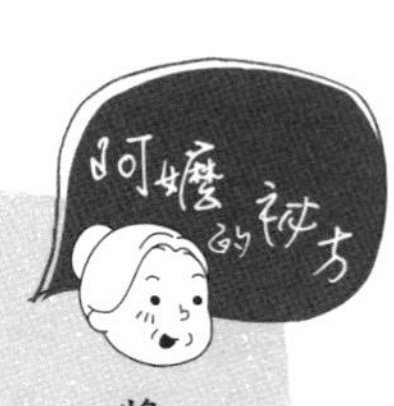

將桂圓二十個、蓮子五十個，加適量清水，煮至蓮子軟熟即可。

祕方解析

這道祕方就是桂圓蓮子湯，桂圓本來就有補血、造血的功用，而蓮子能安神、健脾，用這道祕方來治療貧血，效果奇佳。現代藥理研究更證實，蓮子有鎮靜、強心、抗衰老等多種作用，常喝不只能夠治療貧血，還能夠防老、強心，一舉數得。要提醒一點，此方必須配合每餐進食均衡完整的營養，才能得到真正的改善。

你也可以這樣做

可按摩足三里穴，這個穴位是胃經的合穴，也是精氣的聚集之處，能理脾胃、調氣血、補虛弱，相當適合貧血者持之以恆地長期按摩。足三里穴位在外膝眼下四橫指、脛骨邊緣。

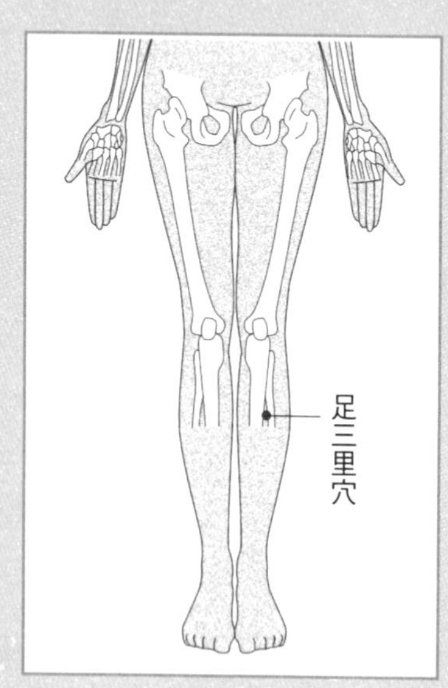

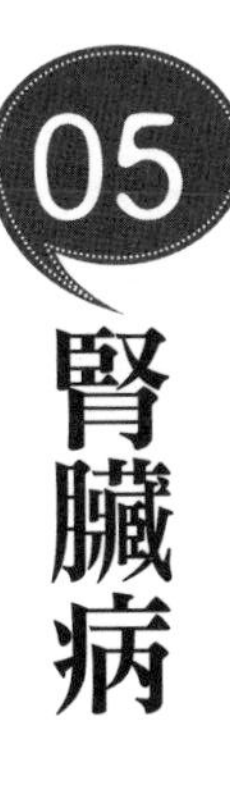

05 腎臟病

病因

腎臟病變可分「慢性」及「急性」兩大類。

慢性腎病變的成因，主要為糖尿病、腎絲球腎炎、高血壓、長期藥物濫用等等，需長期追蹤以避免腎功能惡化。而急性腎臟病變，患者在短期內發生腎功能惡化，有可能造成生命危險，但常常因為之前沒有特定的危險因子，而受到忽略或延遲診治。

除了遺傳因素外，高血糖、高血壓是影響糖尿病腎病發生發展的最主要原因，其他因素如糖尿病神經病變、血脂異常、血液黏稠及血管內易凝血等，也是影響糖尿病腎病發生、發展的原因。

當然，不良生活方式也是造成腎臟疾病的重要原因之一。

症狀

腎臟病的常見症狀有水腫、高血壓、尿少或無尿、多尿、尿頻、血尿、尿中泡沫增多、腰瘆痛及其他一些全身性症狀。

❶**水腫**：常出現於眼瞼、足踝及背臀部。嚴重時可伴有胸水、腹水及會陰（陰囊、陰唇）水腫。若皮膚破損，水腫液可溢流不止。水腫位置可隨著體位的變化而移動，如平臥時以眼眶周圍的軟組織最明顯，站立或久坐之後，可在內踝處出現凹陷性水腫。

❷**高血壓**：腎臟病人就醫時應注意檢查血壓，若血壓升高，常是病情加重的表現。

❸**尿少或無尿**：成人二十四小時尿量少於四百毫升（或每小時少於十五至二十毫升）叫「少尿」，少於一百毫升叫「無尿」。

❹**多尿及夜尿**：每晝夜尿量超過二千五百毫升稱「多尿」。如果沒有飲水過多、沒有使用利尿藥物、沒有患糖尿病、沒有垂體系尿崩症等腎臟以外的因素，則多尿是腎小管濃縮的功能不全。

❺**尿頻**：尿頻是指小便次數多，但每次的尿量卻很少，尿急是指憋不住尿；尿痛指排尿時尿道口及小腹脹痛，多見於膀胱炎。

❻**血尿**：是血液經損傷的腎小球、腎小管等路逕混入尿液造成。

❼**尿中泡沫增多**：是尿中出現大量蛋白的表現，此時應做尿常規及二十四小時尿蛋白定量檢查。

❽**腰痛**：陣發性的劇烈腰痛，甚至沿側腹部向會陰大腿內側放射，或伴嘔吐，稱為「腎

絞痛」，多見於腎盂結石或輸尿管結石，此時要觀察有無血尿。腎盂腎炎時，腰痛常伴發燒，腎區（背部兩側肋脊角處，即背腰處）有叩擊痛，尿檢可發現白血球增多，尿培養有細菌生長。腎小球疾病時多數只有腰部不適、隱痛或僅感腰痠。

❾ **其他**：如出現精神萎靡、食欲不振、肢軟乏力、面色蒼白、貧血等，應考慮慢性腎功能衰竭的可能，宜及時做血尿的相關檢查。

冬瓜五百公克、赤豆四十公克。將冬瓜、赤豆加水兩碗煮沸，以小火煨二十分鐘即可。不加鹽或少加鹽，日服兩次，食瓜喝湯不吃赤豆。

祕方解析

冬瓜含維生素C較多，且鉀鹽含量高，鈉鹽含量較低，高血壓、腎臟病、浮腫病等患者食之，可達到消腫而不傷正氣的作用。利小便、消水腫、解熱毒，且冬瓜以利尿見長，與其吃西藥的利尿劑，不如以食療來得安全。

赤豆是食療佳品，有治血、排濃、消腫、解毒之功效，但所含核酸、普林較高，直接食用易有反效果。

這道祕方有利小便、消水腫、解熱毒、止煩渴之功效。

06 膽囊炎

病因

膽囊炎是細菌性感染或化學性刺激（膽汁成分改變）引起的膽囊炎性病變，為膽囊的常見病。

膽囊炎分「急性」和「慢性」兩種：

❶ **急性膽囊炎**：主要致病菌為大腸桿菌（占百分之六十至七十）、克雷伯菌、厭氧桿菌等革蘭陰性菌，多由腸道經膽總管逆行進入膽囊，少數經門靜脈系統至肝，再隨膽汁流入膽囊。

❷ **慢性膽囊炎**：一部分為急性膽囊炎遷延而成，但多數既往並無急性發作史。約百分之七十的病人伴有結石。由於膽石刺激，加上在長期慢性炎症的基礎上，有過反覆多次的急性發作，可使膽囊萎縮或囊壁纖維組織增生肥厚，終致囊腔縮小、功能喪失。若膽囊管為結石、炎性黏連或疤痕完全阻塞，膽汁無法流進膽囊，而膽囊內原有的膽汁，因膽色素逐漸被吸收，黏膜仍不斷分泌無色水樣黏液（白膽汁），即可形成膽囊積水；當繼發感染，則演變為膽囊積膿。

症狀

❶ **急性膽囊炎：**不少患者在進油膩晚餐後半夜即發病，因高脂飲食能使膽囊加強收縮，而平臥又易於使小膽石滑入並嵌頓膽囊管。主要表現為右上腹持續性疼痛、陣發性加劇，可向右肩背放射；常伴發熱、噁心嘔吐，但寒顫少見，黃疸輕。腹部檢查發現右上腹飽滿，膽囊區腹肌緊張、明顯壓痛及反跳痛。

❷ **慢性膽囊炎：**多數表現為膽源性消化不良，厭油膩食物、上腹部悶脹、噯氣、胃部灼熱等，與潰瘍病或慢性闌尾炎近似。

阿嬤的祕方

冬瓜籽、綠豆各五錢，煎一碗湯，一次服下。一日三次，連用十日。

祕方解析

冬瓜籽也就是冬瓜的籽，藥用價值很高，有清肺、去痰之效，無副作用，但瓜籽必須是籽仁飽滿。冬瓜籽所含有的植物油中的亞油酸等物質，可治腎臟炎、尿道炎、小便不利、腳氣、水腫等。

以冬瓜籽加綠豆，不但可利水、殺菌，更能預防因細菌感染而引發之膽囊炎，但如果是屬於急性膽囊炎，建議還是求助醫師，以免延誤病情。

07 糖尿病

病因

糖尿病是由遺傳因素、免疫功能紊亂、微生物感染及其毒素、自由基毒素、精神因素等各種致病因子作用於機體，導致胰島功能減退、胰島素抵抗等而引發的糖、蛋白質、脂肪、水和電解質等一系列代謝紊亂症候群，臨床上以高血糖為主要特點，典型病例可出現多尿、多飲、多食、消瘦等表現，即「三多一少」症狀。

❶ **遺傳因素**：糖尿病是遺傳性疾病，有家族病史的人會比一般人易得。

❷ **精神因素**：伴隨著精神的緊張、情緒的激動及各種應激狀態，會引起升高血糖激素的大量分泌，如生長激素、去甲腎上腺素、胰升糖素及腎上腺皮質激素等。

❸ **肥胖因素**：肥胖是糖尿病的一個重要誘發因，約有百分之六十至八十的成年糖尿病患者，在發病前均為肥胖者，肥胖的程度與糖尿病的發病率呈正比。

❹ **長期攝食過多**：飲食過多而不節制，太過營養，使原已潛在有功能低下的胰島素β細胞負擔過重，而誘發糖尿病。

❺**感染**：幼年型糖尿病與病毒感染有顯著關係，感染本身不會誘發糖尿病，僅可使隱形糖尿病得以外顯。

❻**妊娠**：有關專家發現妊娠次數與糖尿病的發病有關，多次妊娠易使遺傳因素轉弱而誘發糖尿病。

❼**基因因素**：目前科學認為，糖尿病是由幾種基因受損所造成的：第Ⅰ型糖尿病——人類第六對染色體短臂上的HLA-D基因損傷；第Ⅱ型糖尿病——胰島素基因、胰島素受體基因、葡萄糖溶酶基因和線粒體基因損傷。

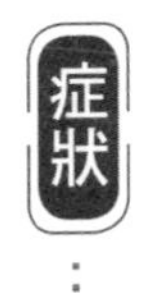

症狀

糖尿病的症狀大概可分兩大類，一類就是血糖高、尿糖多造成的「三多一少」；另一類就是併發症造成的症狀。「三多」就是吃得多、喝得多、尿得多，這是指比正常人或比原來的情況要多；同時又有「一少」，即體重和體力下降。但多數糖尿病人不見得消瘦，就是體重比最重的時候下降一點。

只要你發現現在吃飯比原來多，喝水比原來多，但體重、體力並不好，就應該警覺是糖尿病了。按理講，吃得多應該是身體好的，但體力又不好，體重有點下降，很容易累，這時就應檢查，或許血糖已達到糖尿病的標準了。

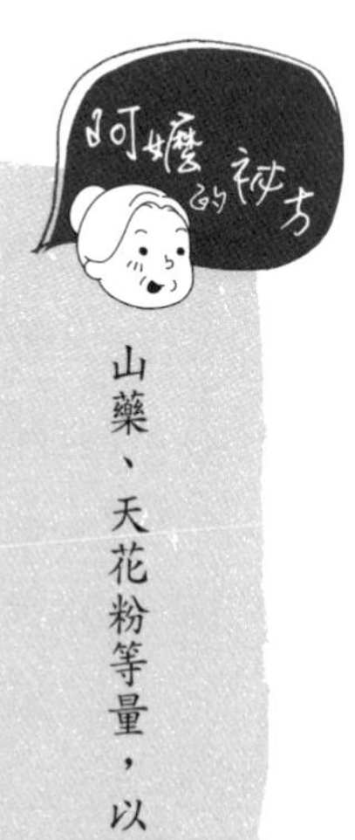

山藥、天花粉等量，以水煎，每日三十公克。

祕方解析

糖尿病是併發症很多的疾病，除去家族遺傳這個因素，其實都是可預防的。

山藥含有黏液蛋白，有降低血糖的作用，可用於治療糖尿病，是糖尿病人的食療佳品；天花粉則有升血糖的功用，每天喝三十公克山藥加天花粉所煮的水，自然可以穩定的控制血糖，預防糖尿病的發生。

你也可以這樣做

可對患者常常按摩脾俞穴（第十一胸椎棘突下方中央左右俞線上）及神門穴（位於手腕關節手腕一側，腕骨與尺骨相交接的凹陷處），可安神、靜心、通絡，緩解糖尿病症狀。

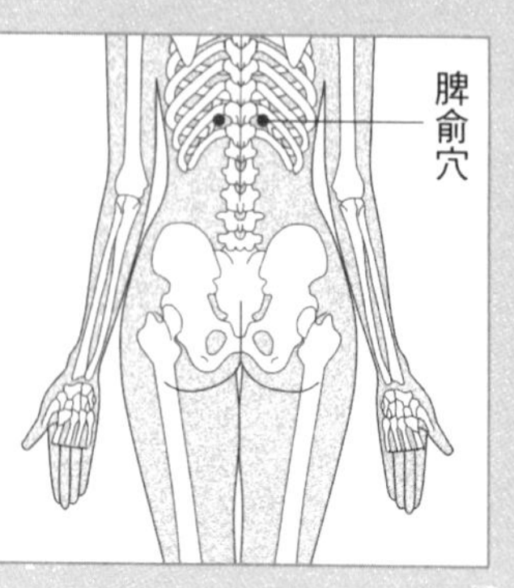

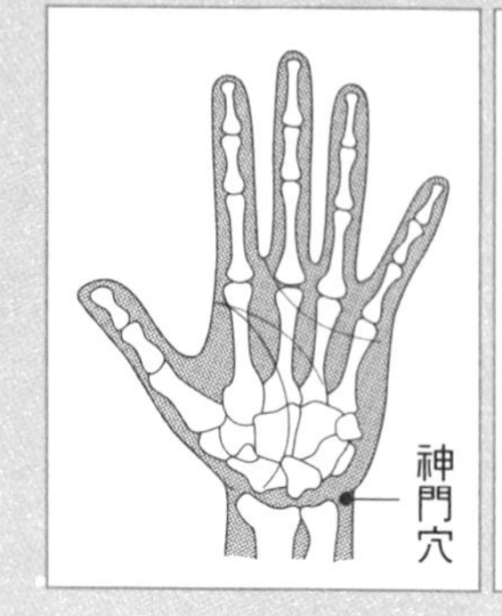

08 中風

病因

中風是中老年的常見病、多發病，是當今世界對人類危害最大的三種疾病之一，具有發病率高、死亡率高、致殘率高、復發率高及併發症多的「四高一多」特點，是很嚴重的腦血管疾病。

腦血管病主要由高血壓、腦動脈硬化引起，多見於中老年人。根據其病理變化，又可分為「出血性」和「缺血性」兩大類：

❶ **缺血性中風**：主要包括腦血栓形成和腦栓塞。前者是由於動脈狹窄，管腔內逐漸形成血栓而最終阻塞動脈所致；後者則是因血流中被稱為「栓子」的異常物質阻塞動脈引起。

❷ **出血性中風**：根據出血部位的不同，又分為「腦出血」和「蛛網膜下腔出血」。腦出血俗稱「腦溢血」，是由於腦內動脈破裂，血液溢出到腦組織內。蛛網膜下腔出血則是腦表面或腦底部的血管破裂，血液直接進入蛛網膜下腔中。

腦血管病的常見病因：

❶高血壓病和動脈粥樣硬化。

❷心臟病。

❸顱內血管發育異常所致的動脈瘤、動靜脈畸形，是蛛網膜下腔出血和腦出血的常見病因，且常多次破裂出血。

❹某些炎症可侵犯腦膜、腦血管，或單獨侵犯腦血管引起腦動脈炎，如化膿性、結核性、黴菌性炎症和風濕病等，均可能引起腦血管病。

❺血液病，如血小板減少性紫癜、紅血球增多症、白血病，常引起出血性腦血管病。少數發生缺血性腦血管病。

❻代謝病，如糖尿病、高脂血症等，均與腦血管病關係密切。

❼各種外傷、中毒、腦瘤、腦腫瘤放射治療以後等，均可造成缺血性或出血性腦血管病。

現代醫學中，中風後遺症包括腦溢血、腦血栓形成、腦栓塞、腦血管痙攣及蛛網膜下腔出血等病種，主要表現為肢體癱瘓、失語、口眼歪斜、吞嚥困難、思維遲鈍、聯想困難、記憶減退、煩躁抑鬱等，雖然醫學發達，使中風的治癒率提高，但這些後遺症，也造成病人和家屬的沉重負擔，因此，做好平日保健，才能預防中風的發生。

症狀

中風雖來勢急驟，但在發病之前，也是有一個病理演變過程的，其中有一個腦循環輕度失調，但又可恢復的階段，臨床上表現為各種先兆症狀，常在中風發生前數分鐘至數天內出現，歸納起來大致有以下四種：

❶ **頭痛、頭暈，可伴有視物旋轉、噁心、嘔吐**：頭痛的形式和感覺與往日不一樣，程度加重並變成持續性，有時固定在某一部位，這是血壓波動或腦血管痙攣的表現，往往是出血性腦中風的先兆。

❷ **各種運動障礙**：如四肢一側無力，或活動不靈活、拿東西不穩，有時伴肌肉痙攣，在走路時雖未遇路障，意識也清楚，但卻突然跌倒在地，或自己想走在路中央，卻不由自主歪向路邊，出現行走不穩症；突然出現吐字不清、說話錯亂、吞嚥困難、嗆咳、口嘴歪斜、流口水等情況。

❸ **感覺障礙**：口唇、面舌、肢體麻木，耳鳴或聽力下降，視力模糊或失明。

❹ **性格、行為、智慧方面突然一反常態**：如變得孤僻寡言，抑鬱焦慮或急躁多語，喪失正常的理解判斷力，無故發笑或哭淚，且難以自制，有時突然見到熟人明知是誰，卻喊不出名字，甚至連日常用品也叫不出，整天昏昏欲睡。後三種表現可以是一致性

的，也可反覆發作或逐漸加重，常是缺血性中風的先兆。

另外，高血壓病人發生中風後，以後復發的機會更大，所以要加強監護，一旦發生上面情況，要趕緊送往醫院。記住，時間就是生命，越早越好！

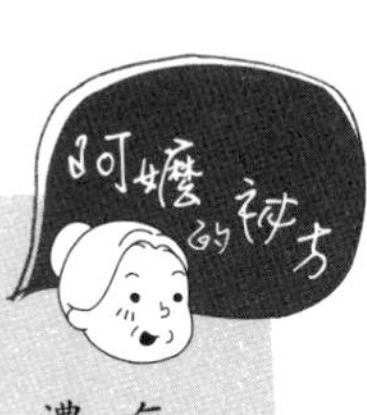

每日喝一兩生芹菜汁，病輕者服半月，病重者服一月可癒，忌喝牛奶、豆漿、米漿、濃稠羹湯及羊肉、鴨血等燥熱性食物。

祕方解析

中風大多因為血壓高而造成，因此控制血壓是當務之急。

芹菜汁富含碳水化合物和蛋白質，具有健胃、利尿、淨血調經、降血壓、鎮靜等作用，可用於高血壓引起的頭暈頭痛、心煩易怒等。凡有尿路感染、前列腺炎者，皆宜常食。芹菜的豐富纖維素還有助於改善腸道。

此外，芹菜還可治黃疸、去伏熱，是健康的蔬菜之一，經常飲用，可抑制血壓及血糖的升高，達到預防中風的功效。

但芹菜有較多的硫質物，單吃易傷腸胃，所以此方宜配合加等量的青江菜汁合飲，不僅效果可提高，也不傷腸胃消化系統。

09 甲狀腺功能亢進症

病因

甲狀腺功能亢進症簡稱「甲亢」，是一種常見病、多發病，按病因分為「原發性甲亢」（突眼性甲狀腺腫）、「繼發性甲亢」、「高功能腺瘤」三類。

原發性甲亢最為常見，是一種自體免疫性疾病；繼發性甲亢較少見，由結節性甲狀腺腫轉變而來；高功能腺瘤很少見，甲狀腺內有單發的自主性高功能結節，結節周圍的甲狀腺組織呈萎縮改變。

甲亢病的誘發與自身免疫、遺傳和環境等因素有密切關係，其中以自身免疫因素最為重要。

❶ **遺傳因素**。

❷ **環境因素**：主要包括各種誘發甲亢發病的因素，如創傷、精神刺激、感染等，雖然不少甲亢的誘發主要與自身免疫、遺傳因素有關，但發不發病卻和環境因素有密切關係。

此外，還可能是以下幾個因素所造成：

❶ **感染**：如感冒、扁桃腺炎、肺炎等。

❷ **外傷**：如車禍、創傷等。

❸ **精神刺激**：如精神緊張、憂慮等。

❹ **過度疲勞**：如過度勞累等。

❺ **懷孕**：懷孕早期可能誘發或加重甲亢。

❻ **碘攝入過多**：如大量吃海帶等海產品。

❼ **某些藥物**：如乙胺碘酮呋等。

症狀……

心慌、心動過速、怕熱、多汗、食欲亢進、消瘦、體重下降、疲乏無力及情緒易激動、性情急躁、失眠、思想不集中、眼球突出、手舌顫抖、甲狀腺腫或腫大、女性可有月經失調甚至閉經，男性可有陽萎或乳房發育等。甲狀腺腫大呈對稱性，也有的患者是非對稱性腫大，甲狀腺腫或腫大會隨著吞嚥上下移動，也有一部分甲亢患者有甲狀腺結節。

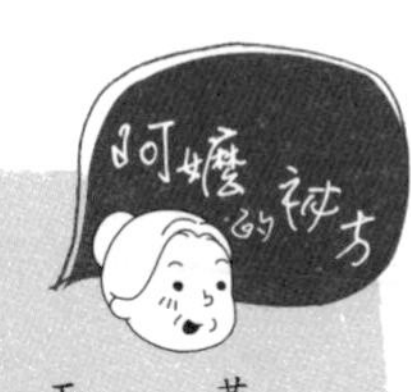

黃藥子九至十二公克，以三碗水煎成一碗，每日一次；另可以五十公克泡一台斤白酒，日服一兩，五至八週後代謝率將會明顯降低。

祕方解析

黃藥子具有解毒消腫、化痰散結、涼血止血功效，常被用於治療甲狀腺腫大等疾病，因為黃藥子含有碘，但雖然它對甲狀腺亢進有基本的療效，但也不宜多吃，一旦多吃，可能會引起食欲不振、噁心、腹痛等消化道反應。

平時要改善飲食方式，不偏食，均衡完整攝取營養，餐後片刻補充水果（一種），不吃燥熱性食物，就能改善。

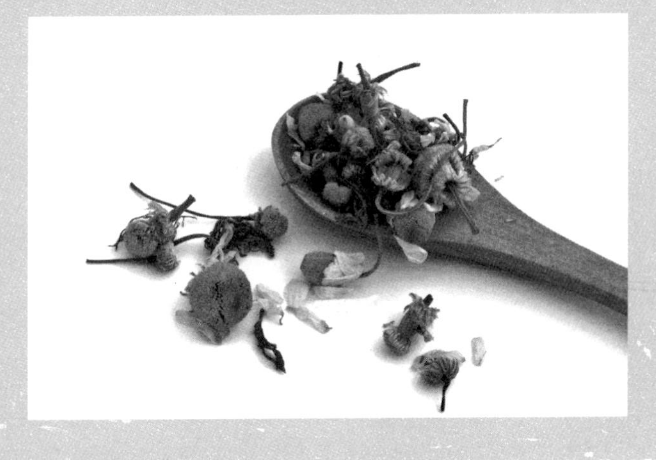

10 痛風

病因

痛風是嘌呤代謝混亂症狀。患者多是食用高蛋白飲食，如肉、海鮮、豆類及酒精類食物，而引起身體高尿酸血症，血中尿酸指數偏高，因此讓尿酸鈉鹽進入關節軟組織，產生結晶，引起身體免疫系統過強的發炎症狀。人說痛風是富者的炎症，而風濕是貧者的炎症。痛風主要與肥胖、糖尿病、心血管疾病、腎臟病有關。

一般來說痛風的治療就是以藥物控制，當急性症狀發作時，醫生都是給予消炎藥，並以冷敷降低發炎症狀；預防發作可吃秋水仙鹼片；沒發炎時，以降尿酸藥改善慢性症狀，並以熱敷緩和痛風。但熱敷不是一個長久之計，主要還是要調整身體尿酸濃度才能治本。

飲食上要避免飲酒，均衡攝取六大類食物，但少攝食內臟、魚肉、乾豆類等食物，避免引發痛風。且痛風患者要減重，應一個月減一公斤維持體重。另外痛風患者要多喝水，油脂攝取要正確，避免油炸食物及使用阿斯匹靈、利尿劑等藥劑。此外預防痛風除了靠飲食外，也要多運動。

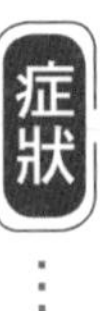

痛風患者腳大拇指及踝、膝關節皆會腫脹、紅、熱、痛，並且少數患者手部關節及耳廓等處也會有痛風發生。當血中尿酸濃度，長期男性高於7毫克／100cc，女性高於6毫克／100cc，就稱為高尿酸血症。通常女性因雌激素影響，較不容易有痛風問題，但在更年期過後，則容易引發。痛風容易有的併發症，如痛風石、尿路結石、心血管疾病、糖尿病、高血脂症等。

阿嬤的祕方

以芹菜籽一兩，加三碗清水，以小火煮成一碗喝，每日服用一次，連續服用一個月，再休息三至七日後再繼續服用。服用期間禁止食用羊肉及鴨血等食物。

祕方解析

芹菜的莖葉和種籽及芹菜籽本身是很優質的天然食物，而芹菜籽能抗發炎，再加上有極佳的利尿作用，可促進體內尿酸排出體外，減輕痛風的症狀。市面上有些芹菜籽萃取物，常被當成利尿劑來看待。

11 發炎

病因

當身體受到某種刺激如外傷、感染等，免疫系統即會啟動肥胖細胞，釋放組織胺，通知身體其他單位，分泌自由基、前列腺素及白三烯素等親發炎性因子，啟動防禦機制，身體的白血球、嗜中性球便會與外來入侵者作一番抗鬥，會出現紅、腫、熱、痛等暫時性發炎反應，這就是西醫所謂的發炎症狀。

中醫的發炎反應，則是那把無名的火氣，讓人睡不好、嘴破、心神不寧，即代表身體生理功能出現不平衡，因此會讓身體水分迅速消失、口乾舌燥、神經調節功能不佳。「氣」佳則精神集中，反之則能量過度累積，氣無法消耗，則在人體形成滯留。

症狀……

醫學上常見炎症有：

・皮炎．腦炎．眼發炎．角膜炎．結膜炎．鼻炎．中耳炎

・牙齦炎・咽炎・扁桃體炎・痢疾・甲溝炎

・肺炎・肝炎・腸炎・前列腺炎・子宮內膜炎・宮頸炎・盆腔炎

如果身體長期慢性發炎，則會導致產生其他疾病，如心臟病、癌症、糖尿病、老年失智症、肥胖……等。

對於炎症，醫學上常是給予藥劑，消滅疾病。如由感染引起的炎症，可使用一般所稱的抗生素，也就是「消炎藥」或注射「消炎針」。如果不是由感染引起的炎症，則用的是非類固醇抗發炎劑或類固醇。

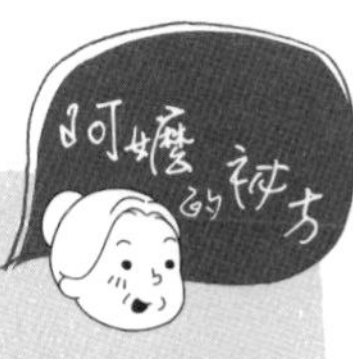

橘皮生薑湯

橘皮一台斤，枳實三兩，生薑半台斤。三種中藥，加水五百毫升，以大火煮開，一次取二百毫升服用，分兩次溫服。

祕方解析

《中國醫學大辭典》曾言：「重用橘皮、生薑之大辛大溫者，散胸中之飲邪；積實之圓轉苦辛者，泄胸中之閉塞。」此意為因橘皮、生薑為溫暖的食物，食用能去胸部氣鬱、氣塞，呼吸短促，心下硬滿，嘔吐等，對於感冒、發炎症狀，有緩和效果。

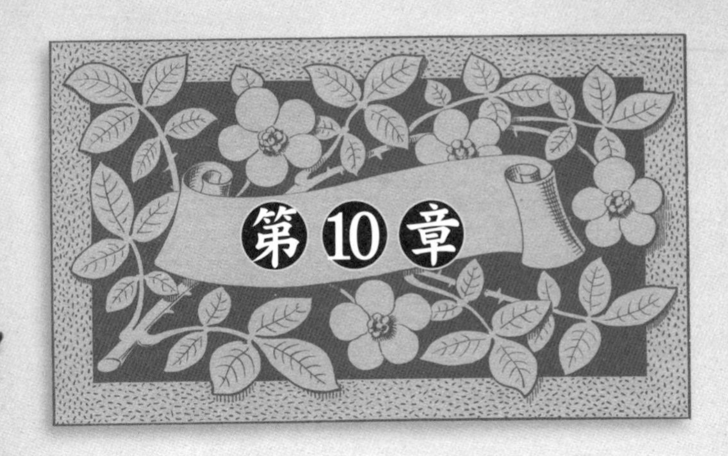

泌尿道保健方

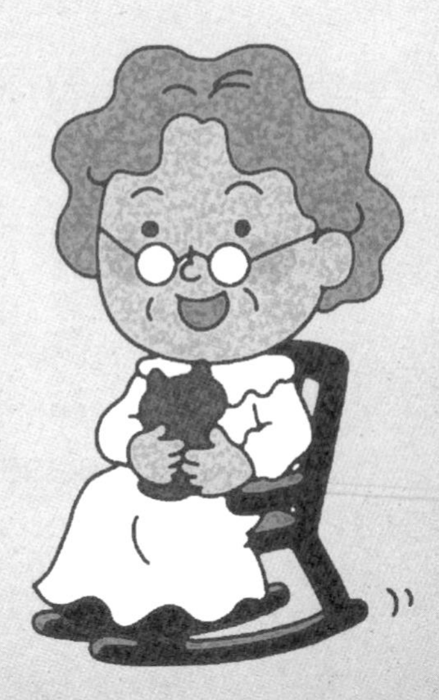

小便失禁
（尿急・控制不住）
尿頻

01 小便失禁（尿急・控制不住）

病因

小便失禁是指由於盤骨底肌肉鬆弛，無法以意志去控制排尿（小便），當腹壓突然增加時，如咳嗽、噴嚏、大笑、體位突然改變或提舉重物時，尿液不由自主地從尿道流出，許多老年人都有這種問題，尤其是女性，某些女性在生育後常出現這種狀況，讓人十分困擾。控制排尿的神經系統受到疾病影響，如中風、老年癡呆症、泌尿神經疾病等。其他原因，如環境、心理、大便嵌塞影響小便正常排出、服用某些藥物等。

小便失禁的病因分類有：

❶ **真性尿失禁**：膀胱結石、結核、腫瘤等疾患，使逼尿肌過度收縮，尿道括約肌鬆弛或麻痺，使膀胱失去貯尿功能，有尿即排出，亦稱自主膀胱。

❷ **假性尿失禁**：下尿路梗阻，慢性尿瀦留患者，膀胱過度膨脹，膀胱內壓升高，使尿液被迫溢出，稱「假性尿失禁」，又稱「遺尿」。

❸ **應力性尿失禁**：由於尿道括約肌鬆弛，當患者咳嗽、大笑、打噴嚏等使腹壓突然升高

時，有少量尿液可不自主排出，見於老年人尿道括約肌退行性病變；青壯年婦女功能性尿道括約肌鬆弛；亦見於妊娠子宮壓迫膀胱；腫瘤壓迫膀胱。

❹ **先天性尿失禁**：多見於先天性尿路畸形，如尿道異位開口、臍尿管未閉、尿道上裂等。

症狀

❶ **膀胱呈膨脹狀態**：當膀胱內壓上升到一定程度並超過尿道阻力時，尿液不斷地自尿道中滴出。

❷ **站立時尿液全部由尿道流出**：無阻力性尿失禁是由於尿道阻力完全喪失，膀胱內不能儲存尿液。

❸ **不自主地間歇排尿，排尿沒有感覺**：反射性尿失禁是由完全的上運動神經元病變所引起。

❹ **有十分嚴重的尿頻、尿急症狀**：由於強烈的逼尿肌無抑制性收縮而發生尿失禁。

❺ **當腹壓增加時即有尿液自尿道流出**。

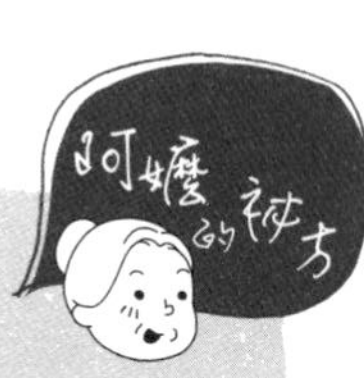

將鹿角霜研成細末，以白酒調糊成丸，約黃豆大小，每次十丸，每日兩次，溫酒送服，連服半個月。

祕方解析

鹿角霜為鹿科動物梅花鹿或馬鹿的角熬製鹿角膠後剩餘的骨渣。中醫學指其性溫，入肝腎經，有補腎助陽之功，對老年人腎元不足，下焦虛寒所致小便失控，有顯著療效。

你也可以這樣做

可按摩陰陵泉穴，這個穴位可通利三焦、清化濕熱，對小便失禁有功效。陰陵泉穴位於屈膝關節內側下方，腓骨頭下凹陷處。每次至少五分鐘，一日一次。

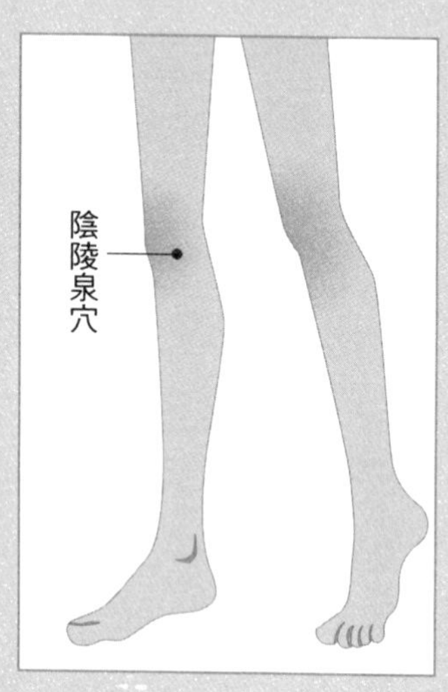

02 尿頻

病因

正常成人白天排尿四至六次，夜間〇至二次，次數明顯增多稱「尿頻」。尿頻是一種症狀，並非疾病。由於多種原因可引起小便次數增多，但無疼痛，又稱「小便頻數」。尿頻的原因較多，包括神經精神因素、病後體虛、寄生蟲病等。

❶ **尿量增加：**在生理情況下，如大量飲水，由於進水量增加，尿量也會增多，排尿次數亦增多，便出現尿頻。在病理情況下，如部分糖尿病、尿崩症患者飲水多，尿量多，排尿次數也多。

❷ **炎症刺激：**急性膀胱炎、結核性膀胱炎、尿道炎、腎盂腎炎、外陰炎等，都可出現尿頻。而在炎症刺激下，可能尿頻、尿急、尿痛會同時出現，此被稱為「尿路刺激症」。

❸ **非炎症刺激：**如尿路結石、異物等。

❹ **膀胱容量減少：**如膀胱占位性病變、妊娠期增大的子宮壓迫、結核性膀胱攣縮或較大

的膀胱結石等。

❺ **精神神經性尿頻**：需要到醫院進一步詳細檢查以明確原因，再針對性地進行有效的治療。

也可能是其他原因：

❶ 尿道及季節因素。

❷ 飲食性多尿。

❸ 神經性尿頻。

❹ 泌尿道炎症。

❺ 特殊疾病。

症狀

❶ **尿道及季節因素**：如尿頻，但每次尿量不多，尿時無痛苦，也無其他症狀，首先要考慮局部因素，如尿道口發炎、包皮過長或蟯蟲刺激陰部等。此外，季節因素，冬季多尿是正常現象。

❷ **飲食性多尿**：如尿頻同時每次尿量多，而無其他表現時，首先要注意是否喝水太多，

尤其是喜歡喝茶的人多發生。

❸ **神經性尿頻**：膀胱逼尿肌發育不良、神經不健全，可發生白天點滴性多尿，可達二十至三十次，但夜間排尿正常，有反覆發作趨勢，尿化驗檢查正常，此病非由炎症所引起。

❹ **泌尿道炎症**：如尿頻、尿急、尿痛或伴發熱，應考慮有泌尿系感染，如膀胱炎、腎盂腎炎等，尿檢查顯微鏡下可查到膿細胞或大量白血球，嚴重時伴有全身感染中毒症狀，需抗菌素治療。

❺ **特殊疾病**：如尿頻伴尿量多，同時有口渴多飲、多食、消瘦的情況，應注意檢查尿液，如尿內含糖，則應考慮糖尿病，如尿內無糖而比重低，則應想到尿崩症。尿頻應針對病因進行治療，如果是炎症引起，以抗感染為主，因蟯蟲所致，則給予驅蟲。包皮過長可行手術，單純飲水量過多，則適當控制進水量等。除此之外，要注意局部清潔衛生，勤洗澡換衣。

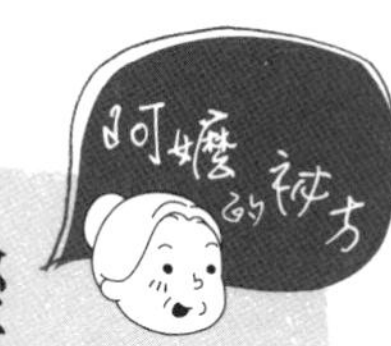

生韭菜籽三兩，研磨成粉，每次二錢，以白開水送服，一日兩次，一般需服二至十天。忌喝濃茶、牛奶。

祕方解析

尿頻雖稱不上是疾病，卻是很困擾人的問題，在症狀還輕的時候，我們可以生韭菜籽磨成粉來服用，可預防頻尿情況的惡化。

生韭菜籽為激性劑食品，有固精、助陽、補腎、治帶、暖腰膝等作用，適用於陽萎、遺精、多尿等疾患。但陰虛有熱或患瘡瘍，或有眼疾的病人，則不宜服食或慎食。

你也可以這樣做

可按摩腎俞穴，對緩解尿頻症狀。腎俞穴位於第二腰椎棘突下連線上距離脊柱中央左右俞線上。每次按摩約五分鐘。

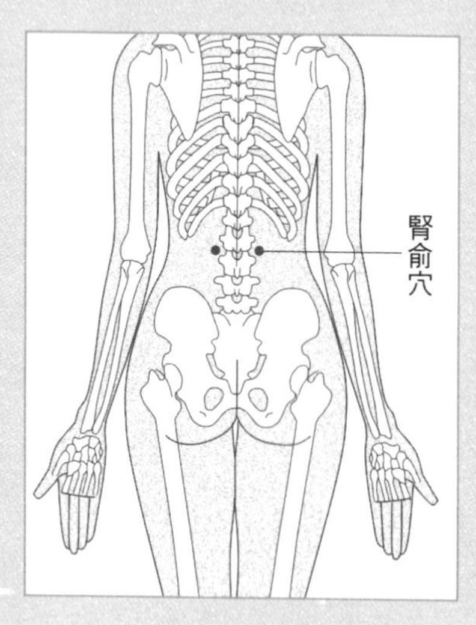

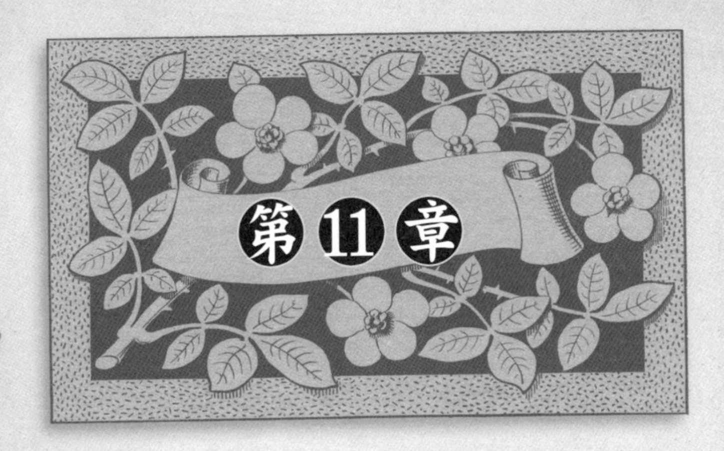

神經系統保健方

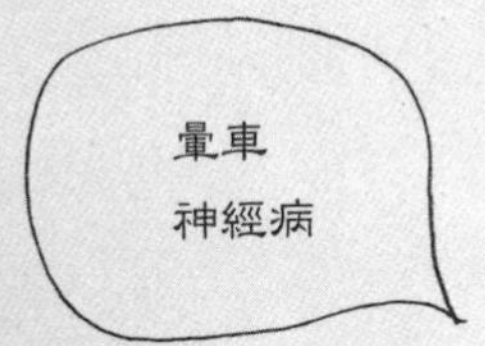

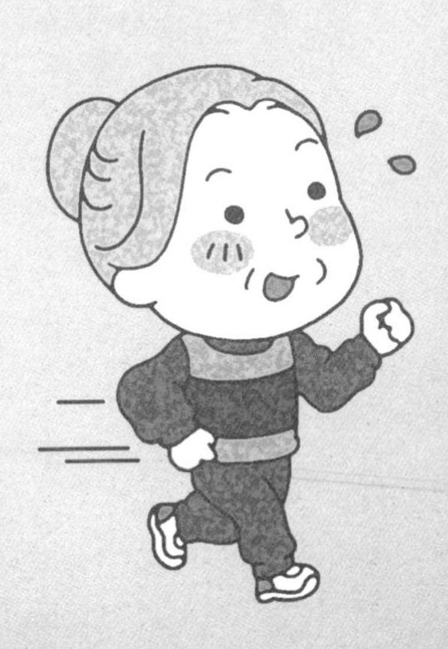

01 暈車

病因

在乘坐車、船時，經受振動、搖晃的刺激，人體內耳迷路不能很好地適應和調節機體的平衡，使交感神經興奮性增強，而導致腎經功能紊亂，引起眩暈、嘔吐等症狀。

生活中常有些人坐上汽車後沒多久就覺得頭暈，上腹部不舒服、噁心、出冷汗，甚至嘔吐；尤其當汽車急煞車、急轉彎或突然起動時更厲害，下車休息片刻即可逐漸減輕或恢復。有的人這種暈車症狀還可持續幾天。這是怎麼回事呢？

人體能判斷方向和維持自身平衡，主要是由皮膚淺感受器、眼睛、頸和軀體的深部感受器及內耳等共同負責，其中以內耳最為重要。

內耳的半規管及橢圓囊和球囊主要有平衡功能。半規管有三個，互相垂直，構成空間的三個面。它們接受外界的平衡刺激，透過前庭神經，傳到大腦皮層的平衡中樞，來調節、管理平衡反應。

❶當傳入的平衡刺激過分強烈時，如急煞車、劇烈旋轉時，即使在平衡系統安全正常的

狀態下，也會讓人感到頭暈，這是正常的生理現象，片刻即可消失。但有些人這種耐受力差，對輕微的平衡刺激即產生強烈的反應。

❷睡眠差、過度勞累時容易發生。

❸過飢、過飽時亦易發生。

❹患某些耳部疾病時可發生。

❺車廂密閉使空氣不流通，或某一些物質的氣味刺激，如汽油等。

❻看到汽車時，嚴重的產生條件反射，看到或想到車（尤其是公共汽車）就會暈車。

暈車的症狀常為逐漸發展的，從胃部不適到噁心、出冷汗，最後到嘔吐。暈車是可以預防的，雖然每個人的體質和敏感程度不同，有些人特別的敏感，但仍有辦法幫助這些易暈車的人。

❶加強鍛鍊身體，以強化前庭器官耐受性。暈動病多發生於前庭器官較敏感的人，因此平時多注意鍛鍊身體，多做轉頭、彎腰、轉身及下蹲等動作，以增加前庭器官的耐受性。

❷吃得過飽、疲勞、睡眠不足、空氣污濁、情緒緊張及汽油和油煙等特殊氣味，都可能促使暈車的發生和症狀加重，因此要避免這些不良因素。

❸特殊的前庭訓練。可透過康復訓練預防暈車症狀，如反覆多次乘船、乘車訓練，以提高前庭器官對不規則運動的適應能力。此外，害怕暈車的人可經常參加一些活動，特別是有助於調節人體位置平衡的體育項目，如秋千、滑梯、單雙槓、墊上滾翻等運動項目，能提高前庭器官的適應能力。

❹乘車、乘船時應盡量限制頭部運動，可將頭靠在背椅上固定不動，以減少加速度的刺激，特別是旋轉性刺激。可能的話，盡量平臥。

❺避免不良的視覺刺激。乘車時少往窗外觀看（眼睛向前看，不宜側看），坐車、坐船時看書更易誘發暈車，因此閉目養神可減少暈車的發生。

症狀……

暈車最常見的症狀，就是發生在乘坐交通工具時，會像喝醉酒一樣，出現臉色蒼白、冒冷汗、頭暈想吐、站不穩、腸胃不適嘔吐等。

這種症狀發生在大人身上自然可很清楚的表達自己的不舒服，但有些幼兒暈車時，因為口頭表達能力還不強，無法充分表達出他地不舒服，所以爸媽要特別留意孩子，不要因為你的疏忽而延誤孩子病情的診治。

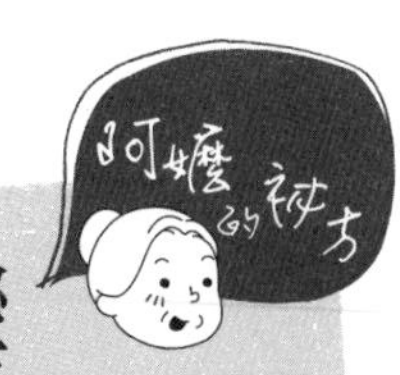

乘車時切一片生薑含在口中，或取一塊OK繃將薑片貼在肚臍上（此條孕婦禁用），對於暈車較嚴重者，可兩方同用，有特效。

祕方解析

生薑含有辛辣和芳香成分，為芳香性辛辣健胃藥，有溫暖、興奮、發汗、止嘔、解毒等作用，特別是對於魚蟹之毒，及半夏、天南星等藥物毒性有解毒作用。此外，因為它的芳香和辛辣成分，有刺激的作用，因此在上車前，可先含一片生薑，藉由它的性味，能夠止暈、止吐。

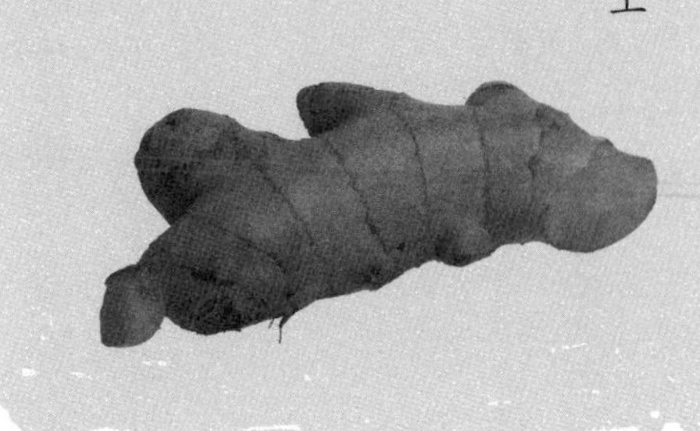

02 神經病

病因

神經病是神經系統疾病的簡稱。神經系統是人體內的一個重要系統，它協調人體內部各器官的功能，以適應外界環境的變化，凡是能夠損傷和破壞神經系統的各種情況，都會引起神經系統疾病。例如：頭部外傷會引起腦震盪或腦挫裂傷；細菌、真菌和病毒感染會造成各種類型的腦炎或腦膜炎；先天性或遺傳性疾病可引起兒童腦發育遲緩；高血壓腦動脈硬化可造成腦溢血等等。

以下是兩種較明顯的致病原因：

❶ **神經系統發生的器質性疾病**：根據神經所在的位置和功能不同，可把神經系統分為「中樞神經系統」和「周圍神經系統」。根據神經所支配的物件的不同，又可把神經系統分為「軀體神經」和「內臟神經」。神經病指中樞與周圍神經（或內臟神經與軀體神經）表現出解剖學上的病理特徵，其主要特徵是神經有器質性的病變。

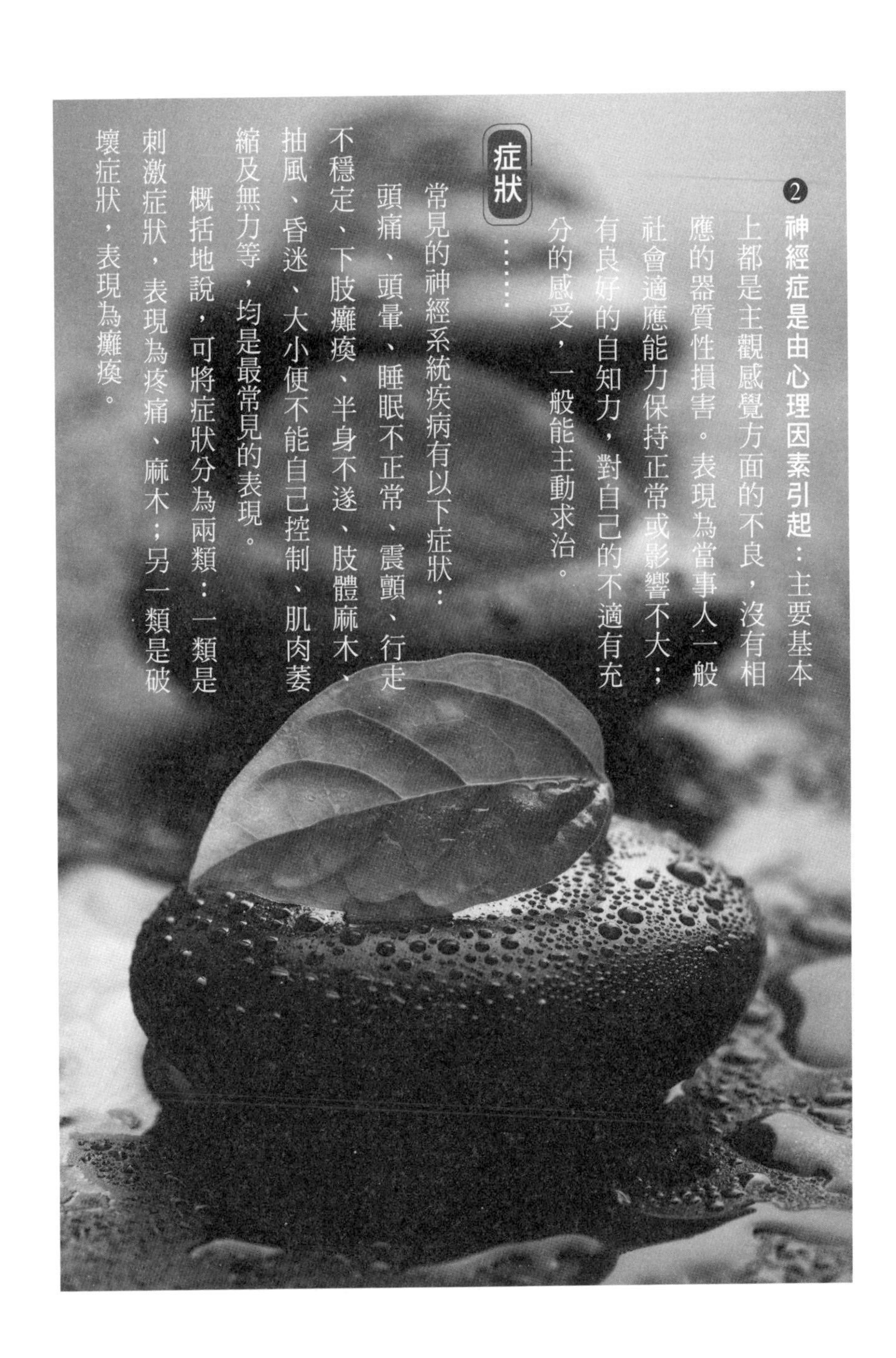

②**神經症是由心理因素引起**：主要基本上都是主觀感覺方面的不良，沒有相應的器質性損害。表現為當事人一般社會適應能力保持正常或影響不大；有良好的自知力，對自己的不適有充分的感受，一般能主動求治。

症狀……

常見的神經系統疾病有以下症狀：頭痛、頭暈、睡眠不正常、震顫、行走不穩定、下肢癱瘓、半身不遂、肢體麻木、抽風、昏迷、大小便不能自己控制、肌肉萎縮及無力等，均是最常見的表現。

概括地說，可將症狀分為兩類：一類是刺激症狀，表現為疼痛、麻木；另一類是破壞症狀，表現為癱瘓。

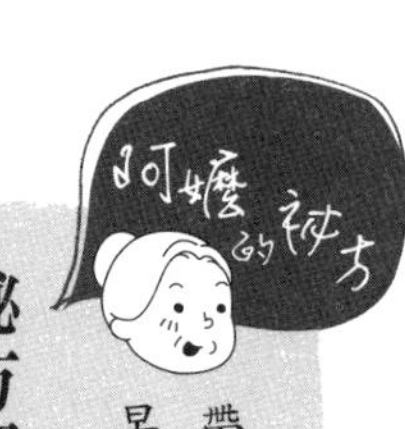

帶殼生白果六十公克搗裂入砂鍋，加水五百毫升，以小火煎至三百毫升，每日一劑，早、晚兩次服用。

祕方解析

白果又稱銀杏，是很好的藥材。

白果是營養豐富的高級滋補品，含有粗蛋白、粗脂肪、還原糖、核蛋白、礦物質、粗纖維及多種維生素等成分，具有很高的食用價值、藥用價值、保健價值，對人類健康有神奇的功效。

據現代醫學研究，白果還具有通暢血管、改善大腦功能、延緩老年人大腦衰老、增強記憶能力、治療老年癡呆症和腦供血不足等功效，可說具有抗衰老的本領。經常食用白果，可滋陰養顏抗衰老，擴張微血管，促進血液循環，使人肌膚、面部紅潤，精神煥發，延年益壽，是老幼皆宜的保健食品。而種仁中的黃酮苷、苦內脂對腦血栓、老年性癡呆、高血壓、高血脂、冠心病、動脈硬化、腦功能減退、神經系統疾病等，也都具有特殊的預防和治療效果。但白果也不宜多吃，常吃對肝、腎不利（有些中醫學認為白果為小毒）。

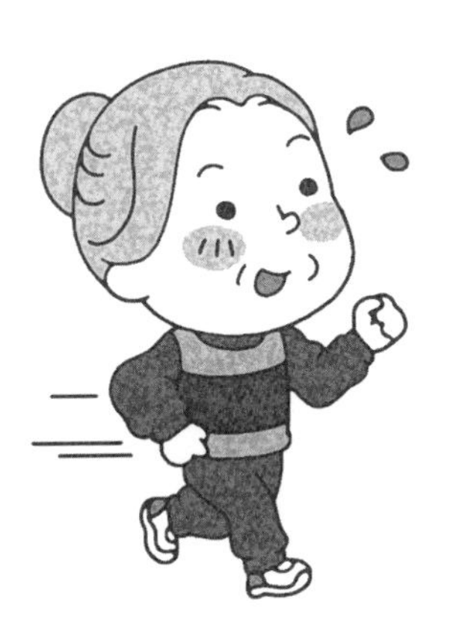

國家圖書館出版品預行編目資料

阿嬤的自然養生方/漢欣文化編輯部著. -- 三版.
-- 新北市：漢欣文化事業有限公司, 2022.01
256面；14.7x21公分. -- (健康隨身書；3)
ISBN 978-957-686-815-3(平裝)

1.偏方 2.中藥方劑學

414.65　　110016422

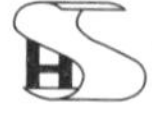

　定價280元

健康隨身書 3

阿嬤的自然養生方（新裝版）

作　　者／漢欣文化編輯部
審　　訂／歐陽瓊
專案企畫／何錦雲
封面插畫／管育伶
內頁插畫／黎宇珠
封面設計／陳麗娜
執行美編／陳麗娜
出 版 者／**漢欣文化事業有限公司**
地　　址／新北市板橋區板新路206號3樓
電　　話／02-8953-9611
傳　　真／02-8952-4084
郵撥帳號／05837599 漢欣文化事業有限公司
電 子 郵／hsbookse@gmail.com
三版一刷／2022年1月

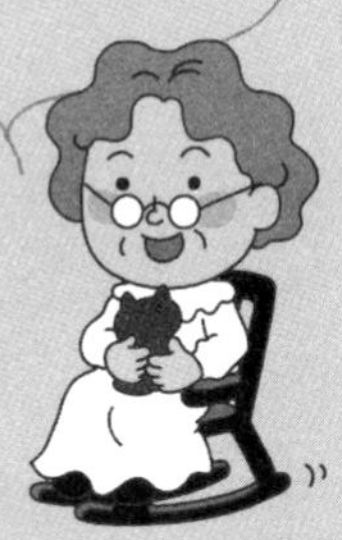
阿嬤的傳家寶！
綿延百世的智慧傳承，
醫界一致同意的養生偏方！

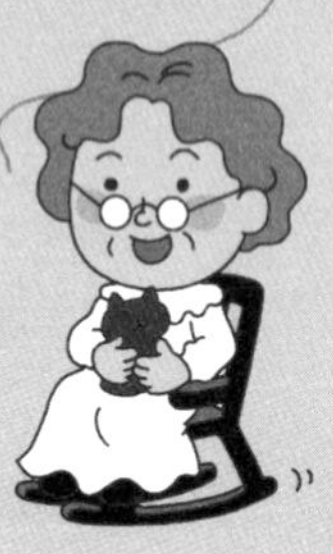
阿嬤的傳家寶！
綿延百世的智慧傳承，
醫界一致同意的養生偏方！